100 RECEITAS DE SAÚDE
SEGREDOS DA DIETA PERFEITA

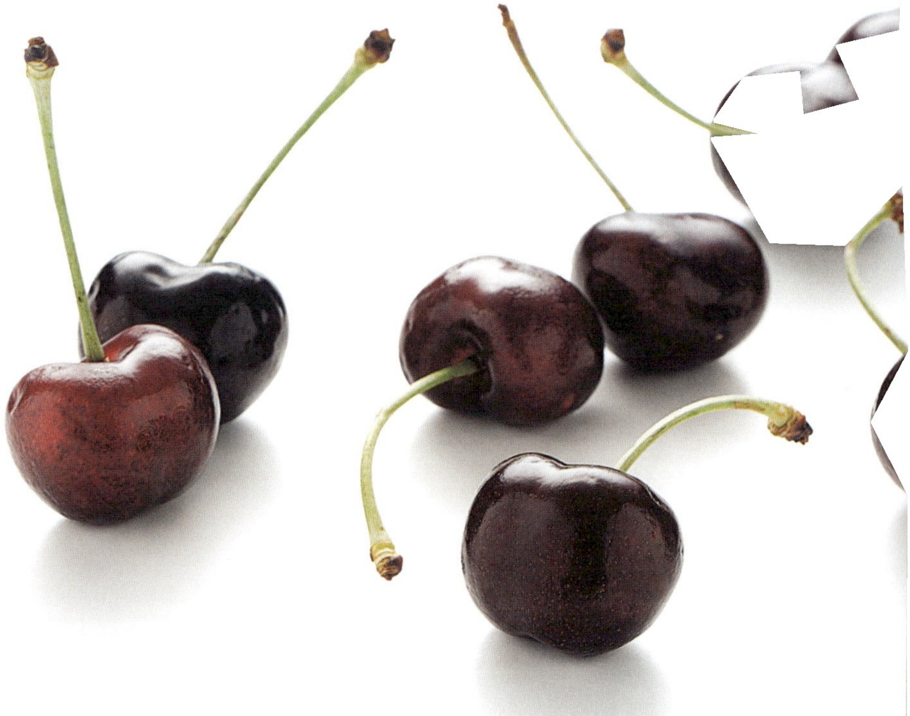

100 RECEITAS DE SAÚDE

SEGREDOS DA DIETA PERFEITA

ANNA SELBY

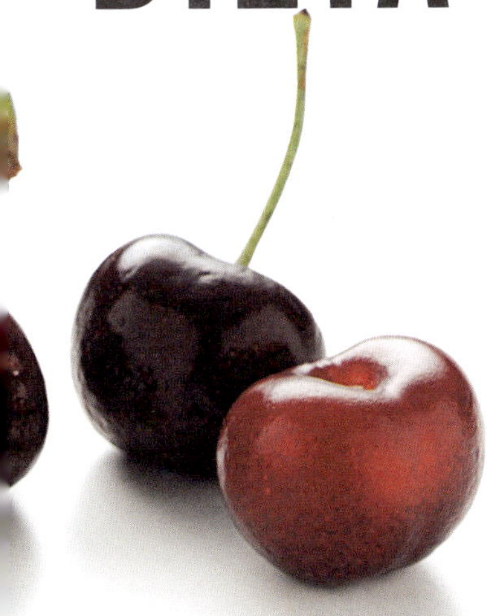

PUBLIFOLHA

The Top 100 Diet Secrets foi publicado no Reino Unido e na Irlanda em 2007 pela Duncan Baird Publishers Ltd, 6º andar, 75-76 Wells Street, Londres W1T 3QH.

COORDENAÇÃO DO PROJETO: PUBLIFOLHA
Assistência editorial: Camila Saraiva
Produção gráfica: Soraia Pauli Scarpa
Assistência de produção gráfica: Priscylla Cabral

PRODUÇÃO EDITORIAL: ESTÚDIO SABIÁ
Edição: Silvana Salerno
Tradução: Marina Petroff Garcia
Preparação de texto: Julia Duarte
Revisão: Eliane Roggero, Sílvia Carvalho de Almeida, Valéria Sanalios
Editoração eletrônica: Pólen Editorial

EDIÇÃO ORIGINAL: DUNCAN BAIRDS PUBLISHERS
Gerente editorial: Grace Cheetham
Editora: Zoë Stone
Editora de arte: Suzanne Tuhrim
Projeto gráfico: Gail Jones
Fotografia: Simon Smith e Toby Scott

Consulte um médico antes de iniciar qualquer tratamento mencionado neste livro.

Dados Internacionais de Catalogação na Publicação (CIP)
(Câmara Brasileira do Livro, SP, Brasil)

Selby, Anna
100 receitas de saúde : segredos da dieta perfeita / Anna Selby ; [tradução Marina Petroff Garcia]. -- São Paulo : Publifolha, 2007.

Título original: Top 100 diet secrets.
ISBN 978-85-7402-796-8

1. Culinária 2. Dietética 3. Nutrição 4. Saúde -Promoção I. Título.

07-2796 CDD-641.5

Índices para catálogo sistemático:
1. Receitas culinárias : Economia doméstica 641.5

PUBLIFOLHA
Divisão de Publicações do Grupo Folha

Al. Barão de Limeira, 401, 6º andar
CEP 01202-900, São Paulo, SP
Tel.: (11) 3224-2186/2187/2197
www.publifolha.com.br

SUMÁRIO

SÍMBOLOS

- baixo teor de gorduras
- baixo teor de carboidratos
- baixo IG
- baixo CG
- baixo teor de calorias
- baixo teor de quilojoules
- alimento desintoxicante
- não contém laticínios
- não contém glúten
- não contém trigo

Introdução

Segredo número 1 – "dietas" não funcionam. As crescentes estatísticas sobre o número de obesos são testemunhas disso. Muitas dietas que prometem mudanças radicais podem parecer dar certo no início, mas em geral são impossíveis de se manter. E, com certeza, quando se larga um regime, os quilos que foram perdidos voltam rapidinho.

Muitas dietas podem até mesmo fazer mal, devido à limitação da diversidade de alimentos e, portanto, da variedade de nutrientes ingeridos. As de proteínas e de baixo carboidrato, por exemplo, podem levar à falta de vitaminas necessárias, constipação e ainda perda de massa óssea. As dietas que se concentram apenas em determinado alimento ou grupo (lembra-se daquela do sopão?) podem proporcionar uma grande perda de peso, que, no entanto, será recuperado assim que a pessoa retomar a alimentação normal. A razão mais freqüente dessa perda de peso inicial é que grande parte das dietas elimina líquido em vez de gordura, o que acaba em decepção e no chamado "efeito sanfona". E o corpo, que se sente ameaçado de inanição, "agarra-se" à comida que recebe, evitando a perda de peso.

Mas há outras maneiras comprovadas de perder peso, como demonstro neste livro. O primeiro passo é escolher os alimentos corretos e prepará-los adequadamente. Este é o primeiro segredo do sucesso. Nas páginas a seguir, estão outras dicas: os principais grupos de alimentos necessários para se manter em forma e saudável, além de informações sobre aquilo que realmente funciona, incluindo explicações sobre índice glicêmico (IG) e carga glicêmica (CG), dietas com baixo teor de carboidrato e gorduras e alimentos

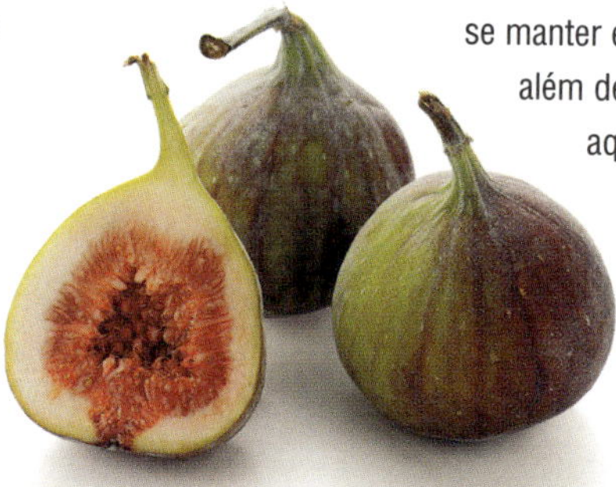

desintoxicantes. Há ainda uma relação de cem desses alimentos e suas formas de preparo. Alguns são bem conhecidos, outros nem tanto. Mas juntos formam a base de uma alimentação saudável que pode ser seguida ao longo do tempo para assegurar a perda daqueles quilos indesejáveis – e mantê-los à distância.

GRUPOS DE ALIMENTOS PARA PERDA DE PESO

FRUTAS

As frutas são uma das partes mais importantes desta dieta; constituem lanches e sobremesas deliciosos, saudáveis, de baixas calorias e quase sem gorduras. Em dietas como a Atkins, elas desempenham papel secundário, ou são completamente excluídas devido ao seu açúcar natural. Mas, na verdade, proporcionam uma variedade de nutrientes vitais e têm grande poder de limpeza do trato digestório, o que é fator essencial para o sucesso na perda de peso. Melhorar a digestão significa melhorar a capacidade de absorção de nutrientes, que têm a função de regular todos os processos do corpo. Uma digestão deficiente pode deixar o corpo carente de nutrientes e incapaz de regular com eficácia funções essenciais, o que acarreta retenção de líquido e aumento de peso, além de problemas de saúde.

As frutas contêm muitas fibras, que estimulam o sistema digestório, aumentam os movimentos peristálticos (as contrações musculares do intestino) e previnem a prisão de ventre, evitando assim a formação de gases e a retenção de líquidos.

Devido a seu teor natural de açúcar, algumas frutas têm alto índice glicêmico – embora tenham em geral baixa carga glicêmica (veja p. 12). Possuem ainda muito líquido, o que ajuda a reidratar o corpo e evitar que o intestino se torne preguiçoso, incentivando o metabolismo e a queima de gordura. Os benefícios das frutas vão além da ajuda em se manter a forma. Pessoas que ingerem muitas frutas têm a pele e o cabelo saudáveis e irradiam brilho. Portanto, inclua-as na sua alimentação diária.

LEGUMES E VERDURAS

Não se pode subestimar a importância dos vegetais. Pobres em calorias e gorduras, são altamente nutritivos e contêm grande variedade de vitaminas e minerais. Ao mesmo tempo, são ricos em fibras, o que assegura o funcionamento adequado do sistema digestório, eliminando as toxinas e mantendo o corpo naturalmente hidratado, sem causar retenção de líquidos. Ainda têm a propriedade de melhorar a pele.

Procure consumir legumes e verduras frescos e crus para estimular o processo da digestão, que vai usar mais energia e evitar o acúmulo de gordura. A maioria dos vegetais pode ser consumida em sucos (veja p. 13) e, embora se perca um pouco de fibra, o suco é uma boa maneira de ingerir vitaminas e minerais. Nunca deixe os vegetais de molho em água antes de cozinhá-los. Em vez disso, descasque e pique-os pouco antes de utilizá-los. Qualquer tipo de cozimento elimina parte dos nutrientes, então cozinhe-os levemente para manter o máximo possível de propriedades positivas. O cozimento a vapor é o melhor modo de preparo; no cozimento normal, mantenha a panela tampada e use o mínimo de água (reserve esta água no final; pode ser a base para um ótimo caldo). Assar é outra opção saudável (embora eleve a CG dos alimentos), mas use o mínimo de óleo. Não frite os vegetais (exceto cebola e alho) e evite o microondas, pois ainda não se sabe ao certo os danos que pode causar aos nutrientes. Os seguidores de dieta devem consumir grande quantidade de vegetais por dia, variando entre saladas, sucos, sopas, ensopados e lanches com legumes crus.

GRÃOS E LEGUMINOSAS

Grãos e leguminosas têm alto teor de carboidratos, por isso carregam algumas calorias. No entanto, é errôneo pensar que não precisamos de carboidratos – eles são vitais na alimentação, mas é necessário se assegurar de consumir os corretos (veja pp. 12-3).

Há muita confusão em torno de grãos e cereais, que são banidos de muitas dietas com baixo teor de carboidrato, enquanto outras insistem no alto consumo de fibras sob a forma de farelo de aveia. A verdade é que a fibra é essencial, mas, em farelo ou flocos, sobrecarrega o sistema digestório, dificultando a absorção de outros nutrientes e causando sensibilidade no intestino. Para a dieta, a melhor fibra é encontrada em frutas e vegetais.

Grãos integrais (como arroz integral ou selvagem, trigo sarraceno e cevada) e leguminosas (feijão, grão-de-bico, soja e lentilha) são uma ótima fonte de fibras com pouca gordura, que ajudam a manter o trato digestório e a mucosa do cólon saudáveis. Eles também aumentam a energia e regulam os níveis de gordura no sangue.

NOZES E SEMENTES

A maioria das nozes e sementes é rica em gorduras saudáveis e boa fonte de proteínas, mas consuma-as com moderação, pois são altamente calóricas.

PROTEÍNAS

Precisamos de proteínas para o crescimento e a manutenção das células. A proteína é encontrada em peixes, carnes, aves, laticínios, ovos, feijão e lentilhas, nozes, sementes e tofu. Alguns desses alimentos têm alto teor de gordura ou colesterol, mas podem ser consumidos com moderação, se adequadamente preparados.

Carnes brancas e vermelhas

É importante eliminar toda a gordura da proteína animal (e a pele, no caso das aves) e prepará-la para reduzir a gordura, ao invés de aumentá-la. Há muitas dicas de preparo neste livro. Prefira ingredientes crus a refeições industrializadas, que contêm muitos aditivos e excesso de sal e açúcar. Evite frituras e empanados, e escolha produtos orgânicos.

Peixes e frutos do mar

Em geral, possuem menos gordura que a proteína animal. Escolha sempre o produto mais fresco possível e evite peixe empanado. Peixes enlatados também são uma boa escolha (embora nem sempre tão nutritivos), mas verifique se não foram enlatados em óleo ou com outros aditivos químicos.

Outras proteínas

A proteína está disponível em várias fontes além das carnes. Ovos são uma boa fonte delas, mas têm alta concentração de colesterol, portanto limite-se a ingerir um ou dois por semana. Tofu e outros derivados de soja são excelente fonte de proteína vegetal, assim como muitas variedades de feijão.

LATICÍNIOS

Consuma leite, queijos e outros laticínios desnatados, pois em estado natural eles têm alta concentração de gordura saturada, embora sejam boa fonte de proteína e cálcio.

BEBIDAS E CONDIMENTOS

As bebidas e os condimentos, talvez mais do que outras categorias, podem ajudar ou prejudicar o plano de perda de peso por conterem calorias escondidas, açúcar e aditivos nada saudáveis. Quem bebe muito chá, café ou refrigerante de cola ingere cafeína, que não só subtrai do corpo preciosos minerais como o magnésio, mas também bloqueia a capacidade de absorção de vitaminas. Verifique a seção de bebidas deste livro para encontrar aquelas que não acumularão calorias, reidratarão o corpo, ajudando-o a funcionar melhor, e ainda incrementarão a saúde digestiva.

Condimentos são adicionados a praticamente todos os alimentos, com exceção dos ingredientes crus. Até mesmo opções simples e saudáveis como pão ou uma lata de ervilhas contêm tanto sal quanto açúcar. A razão para se evitar o açúcar parece óbvia para qualquer um que queira perder peso, mas o sal também pode ser um problema. Além do excesso de sal na dieta estar associado ao aumento de risco de pressão arterial alta, derrames e doenças cardíacas, ele contribui para a retenção de líquidos e a distensão estomacal. Para não se condicionar ao consumo em excesso de sal e açúcar, tente reduzir sua utilização nos pratos e no preparo de alimentos – as papilas gustativas se adaptarão com uma rapidez surpreendente. A seção de condimentos deste livro oferece alternativas para o sal e o açúcar, além de uma variedade de temperos deliciosos adequados à dieta que ajudarão a perder peso e manter a saúde.

O QUE REALMENTE FUNCIONA

Vamos observar agora como incorporar os alimentos desses grupos no plano alimentar. Este livro engloba sete dietas testadas e aprovadas para perder peso: com baixo teor de gorduras, de carboidratos, de glicemia, de calorias e quilojoules, e alimentos desintoxicantes. Para cada um dos cem alimentos aqui apresentados há um conjunto de símbolos identificando que métodos dietéticos se aplicam a eles. Há uma legenda na página do sumário. Muitos alimentos apresentam todos os sete símbolos, indicando que eles são perfeitos para dietas! A legenda

AS DEZ MELHORES DICAS PARA PERDER PESO

- Nos supermercados, evite as prateleiras de alimentos industrializados e de refeições prontas, repletos de gorduras indesejáveis e açúcar. Prefira ingredientes simples, frescos e crus.
- Beba oito copos de água por dia (alguns podem ser substituídos por chá de ervas) para evitar que o intestino se torne preguiçoso e acumule toxinas.
- Controle as porções de todos os alimentos, exceto vegetais – seu prato pode estar repleto deles.
- Se sentir fome entre as refeições, tenha à mão um lanche saudável em vez de chocolate ou bolachas. Escolha uma banana ou outra fruta qualquer, um par de biscoitos de aveia com hommus, legumes crus com queijo cottage ou um iogurte desnatado.
- Procure caminhar 1 (uma) hora por dia (6 quilômetros).
- Preste atenção na comida – mastigue devagar e evite comer assistindo à TV ou andando.
- Mantenha a dieta variada para não perder o interesse.
- Se sofre de acúmulo de gases, pode ser uma intolerância alimentar. Corte os alimentos mais suspeitos e os reintroduza gradualmente para descobrir o responsável – os mais comuns são o trigo, os laticínios, as frutas cítricas e os ovos.
- Esfregue a pele – isso estimula a circulação sangüínea e o sistema linfático, além de quebrar os depósitos de gordura.
- Mantenha um diário de alimentos ingeridos e perda de peso para estimular a dieta e auxiliar na identificação de problemas.

mostra ainda quais deles não contêm trigo, glúten ou laticínios.

BAIXO TEOR DE GORDURAS

A gordura é necessária na dieta, mas apenas em pequenas quantidades. Há dois tipos básicos de gordura – a saturada e a insaturada. A gordura saturada é mais encontrada em produtos de origem animal como carne e laticínios, mas também aparece camuflada em alimentos processados (que podem conter ainda gordura trans). Elas não só constituem calorias vazias, como também são nocivas, ligadas ao aumento do colesterol "mau" – LDL – e às doenças cardíacas. Já as gorduras insaturadas são apropriadas e essenciais para a saúde, e podem até baixar o colesterol LDL. São encontradas em óleo vegetal, peixes oleaginosos, azeite de oliva, nozes e abacate. Todas as gorduras, porém, devem ser reduzidas se deseja perder peso.

BAIXO TEOR DE CARBOIDRATOS

Os carboidratos são o combustível básico da energia, mas, hoje em dia, muitos deles entram em nossa dieta na forma de açúcares – em alimentos como chocolate ou bebidas gasosas – que promovem um rápido mas breve pico, seguido de sensação de esgotamento, fome ou até mesmo depressão. Eles contêm ainda muitas calorias, mas poucos nutrientes – induzindo o aumento de peso sem qualquer benefício nutricional. Mas os carboidratos "complexos" ou de digestão lenta, como o arroz, a aveia e a cevada, são ideais para as dietas porque, apesar de também terem alto índice glicêmico, liberam energia de queima vagarosa, que evita os surtos de fome e o aumento e quedas súbitas dos níveis de açúcar no sangue. Como ponto positivo adicional, podem ainda liberar um hormônio que queima a gordura, denominado glucagon. Os carboidratos complexos também contêm fibra, essencial para a boa digestão.

BAIXOS NÍVEIS DE GLICEMIA

O índice glicêmico (IG) mede a velocidade de digestão dos carboidratos de alimentos específicos. Nos que contêm IG alto, o processo ocorre rapidamente, levando a um aumento súbito de glicose na corrente sangüínea, o que faz o corpo liberar insulina, convertendo a glicose em gordura e acumulando-a nas células adiposas. O resultado é uma queda da taxa de açúcar no sangue, desencadeando o desejo por mais alimentos com alto teor de IG. Ocorre então um "efeito gangorra" entre o acúmulo de gordura e o desejo por comida.

Em alimentos com baixo IG, os carboidratos são digeridos lentamente, liberando a glicose aos poucos e prevenindo os altos e baixos do açúcar. Eles provocam uma sensação de saciedade duradoura, que afasta a vontade de beliscar.

A carga glicêmica (CG) deriva do índice glicêmico e determina não só a rapidez com que a glicose atinge a corrente sangüínea, como também a proporção de carboidratos nos alimentos. Por exemplo, um alimento pode ter IG alto porque libera rapidamente o açúcar, mas apenas uma pequena porção do alimento contém esta carga. Portanto, seu efeito é menor do que sua taxa de IG. É o caso de muitas frutas.

BAIXAS CALORIAS E QUILOJOULES

As calorias contidas nos alimentos são

convertidas pelo organismo em energia. Uma caloria corresponde a 4.184 joules.

Portanto, se o alimento contém poucas calorias, também conterá poucos quilojoules. Dietas de baixas calorias já foram muito populares, mas as pessoas achavam difícil de seguir por causa de todos os cálculos envolvidos. Agora as calorias são vistas como uma boa diretriz para a perda de peso desde que combinadas com outros métodos. No entanto, é preciso ter cuidado, pois muitos alimentos pouco calóricos contêm outros ingredientes nocivos, principalmente os alimentos processados.

ALIMENTOS DESINTOXICANTES

Alguns alimentos têm um efeito altamente purificante em certos órgãos, especialmente fígado, rins e trato digestório, que processam toda a comida. Quando esses órgãos trabalham de forma exemplar, a digestão e a maneira como o organismo usa os nutrientes melhoram. O resultado fica aparente não só na balança, como também na pele, nos cabelos, nos olhos e na sensação de bem-estar. Muitas das frutas e vegetais são desintoxicantes poderosos, pois possuem antioxidantes potentes que trabalham em conjunto para proporcionar saúde enquanto se perde peso. Um dia passado só à base de frutas e sucos é uma ótima maneira de estimular um plano de perda de peso. Para isso, é necessário ter uma centrífuga – mais adequada do que o liquidificador e o processador de alimentos. Os sucos são excelente fonte de vitaminas, minerais e enzimas, e é bem mais fácil beber um copo de suco de cenoura do que mastigar um quilo delas!

INTOLERÂNCIA

Alguns alimentos, principalmente trigo, glúten e laticínios, estão ligados à intolerância. Os sintomas podem ser o aumento de peso, a formação de gases e a retenção de líquidos – tudo aquilo de que não precisamos. Se você acredita ter intolerância ao trigo, tente cortá-lo de sua dieta por uma semana e veja se sente alguma diferença. Em caso de intolerância ao glúten, faça o mesmo com produtos como trigo, cevada, centeio e aveia. Siga o mesmo para os laticínios (leite, manteiga, queijo e produtos com lactose). Neste livro, há muitos alimentos que não possuem trigo, glúten ou derivados do leite. Basta observar os símbolos.

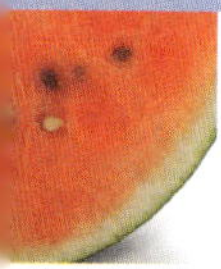

melancia

NUTRIENTES
Vitaminas B5, C, betacaroteno, ácido fólico; cálcio, magnésio, fósforo, potássio

A vitamina C e o betacaroteno da melancia ajudam a proteger a pele contra o envelhecimento precoce.

A melancia contém 92 por cento de água. Além de deliciosa, ela hidrata.

A melancia tem alto IG (72) e baixa CG (10), devido à grande presença de líquido. Com poucas calorias, pouco sódio e praticamente nenhuma gordura, possui muitos nutrientes, principalmente vitamina C, o que a transforma em um alimento dietético super-saudável. As sementes contêm ácidos graxos essenciais e proteínas, por isso não as descarte se fizer um suco.

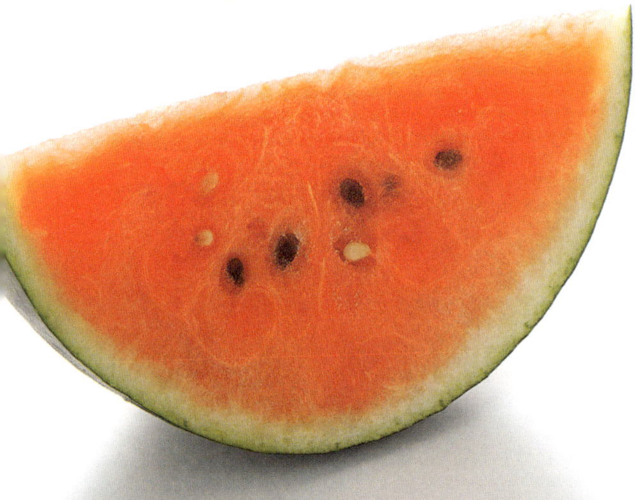

COQUETEL TROPICAL

400 g de melancia
400 g de abacaxi

Retire a casca da melancia e do abacaxi e reserve as sementes da melancia. Corte as polpas e misture-as na centrífuga. Beba imediatamente ou transforme-o em um refrigerante natural, acrescentando água com gás.

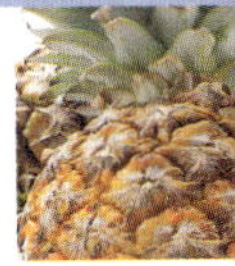

abacaxi

Esta deliciosa, doce e perfumada fruta melhora a digestão da proteína e purifica o intestino.

O abacaxi contém bromelina, uma enzima que auxilia a digestão de proteínas como a papaína, encontrada no mamão. Ele desintoxica e estimula o sistema digestório e ajuda a reduzir o colesterol. O suco do abacaxi fresco é ótimo puro ou misturado com outras frutas, como maçã e banana, bem diferente do suco de caixinha.

NUTRIENTES

Vitamina C, betacaroteno, ácido fólico; cálcio, fósforo, potássio; bromelina

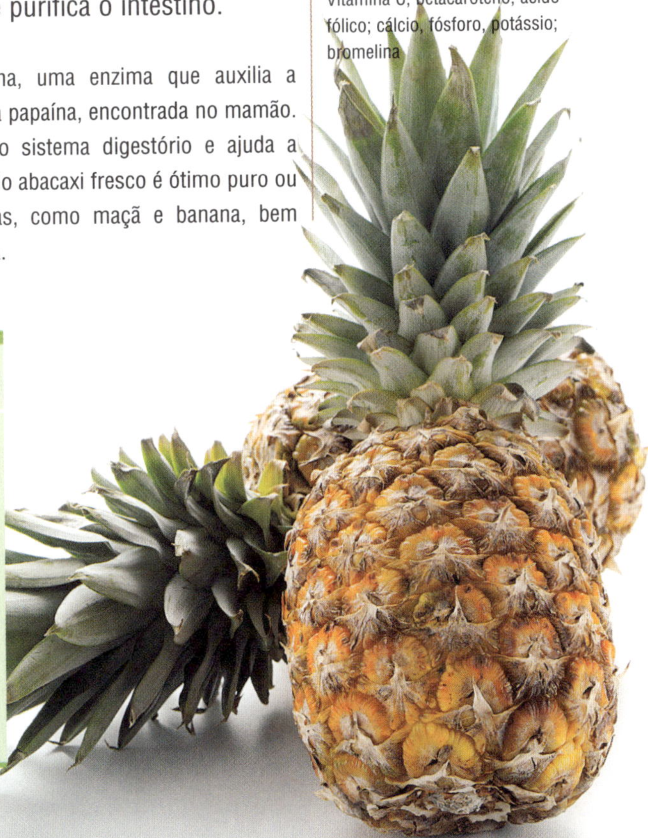

SALADA DE FRUTAS ESPECIAL

1 abacaxi grande
1 manga
1 mamão
um punhado de amoras

Corte o abacaxi ao meio e retire a polpa, deixando a casca intacta. Pique o abacaxi, a manga e o mamão em cubos e misture-os com as amoras. Sirva na casca do abacaxi.

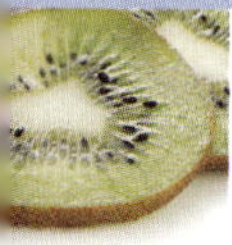

kiwi

NUTRIENTES
Vitamina C, betacaroteno; cálcio, ferro, magnésio, fósforo, potássio; bioflavonóides; fibras

O kiwi é excelente para combater a retenção de líquidos.

Suas fibras são eficazes para limpar os intestinos, auxiliar a digestão e reforçar o sistema imunológico. Esta fruta elimina o excesso de sódio no organismo, o que ajuda a estabilizar os níveis de água nas células e a reduzir a pressão arterial.

IOGURTE DE KIWI E AMORAS

4 kiwis
225 g de amoras
2 colheres (chá) de mel
400 g de iogurte desnatado

Descasque os kiwis, pique a polpa e misture com as amoras, o mel e o iogurte. Sirva em tigelas de vidro.

Dois kiwis fornecem o dobro de vitamina C de uma laranja.

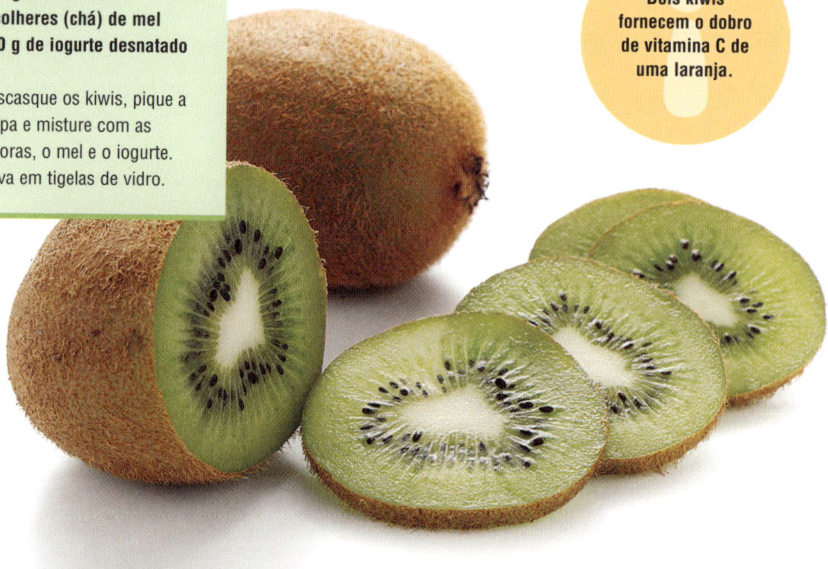

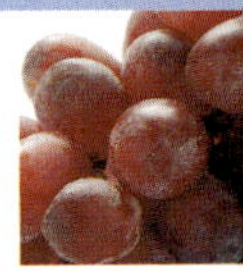

uva

Extremamente purificante e doce, um cacho de uva é uma alternativa ideal para saciar o desejo por doces.

Repletas de antioxidantes poderosos, as uvas desintoxicam o fígado, os rins e o sistema digestório, e têm um leve efeito laxante. Possuem alto teor de açúcar natural, portanto, contêm IG alto, mas são um bom alimento para dieta: um pequeno cacho (12-15 uvas) proporciona uma sobremesa ou um lanche deliciosos.

NUTRIENTES
Vitaminas B1, B2, B3, C; cálcio, cobre, ferro, magnésio, fósforo, potássio, zinco; flavonóides

Um dia ingerindo só uvas é ótimo para uma desintoxicação rápida e eficiente – mas beba muita água, ao menos oito copos grandes.

SUCO DE UVA COM AMEIXA

1 cacho grande de uvas itália
7 ou 8 ameixas lavadas (sem caroço)

Passe pela centrífuga, mexa e beba imediatamente.

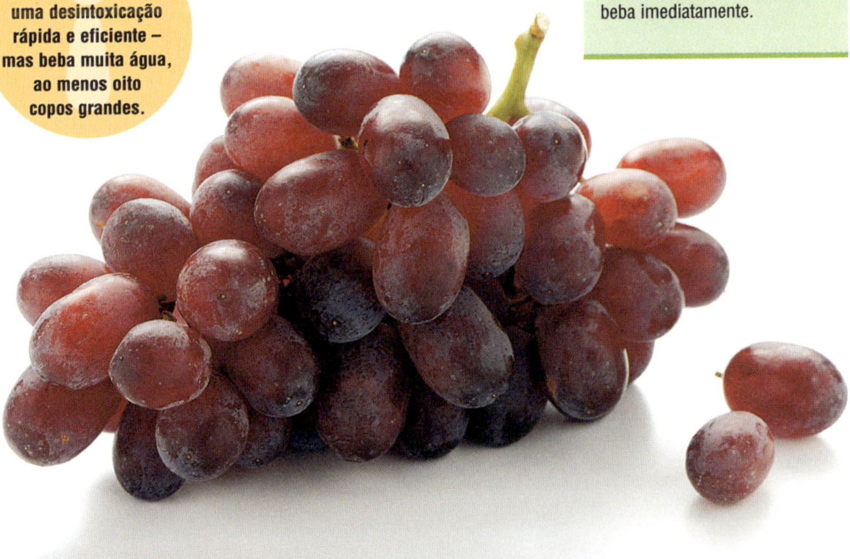

5

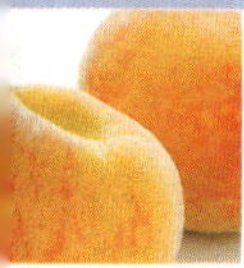

pêssego

Fruta ideal para a desintoxicação, o pêssego purifica o sistema digestório, os rins e a bexiga.

O pêssego, como a nectarina, é uma fruta saborosa, de efeito purificante, levemente diurético e laxante. É de fácil digestão e mais suave para o sistema digestório, diferentemente dos cereais purgativos. O boro encontrado no pêssego estabiliza os hormônios e reduz o desejo por doce, que é um dos efeitos colaterais da TPM.

NUTRIENTES

Vitaminas B3, C, betacaroteno, ácido fólico; cálcio, ferro, magnésio, fósforo, potássio, zinco; flavonóides

SALADA DE PÊSSEGO

2 pêssegos grandes
8 rabanetes
100 g de vagem
40 g de avelãs
um punhado de folhas de mostarda e agrião
2 colheres (chá) de azeite de oliva
4 colheres (chá) de suco de laranja
2 colheres (chá) de molho de soja

Corte os pêssegos e os rabanetes em fatias finas. Cozinhe a vagem em uma panela com água fervendo durante 1 minuto e escorra. Coloque todos os ingredientes sólidos numa tigela. Misture o azeite, o suco de laranja e o molho de soja num vidro e tempere a salada ao servir.

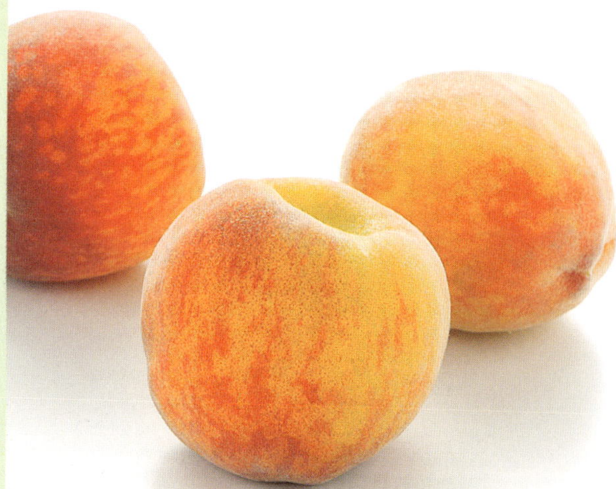

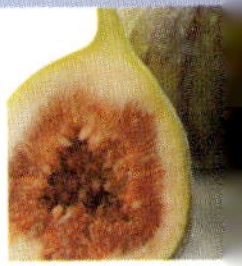

figo

O figo é conhecido por ser laxante, revitalizando sistemas digestórios sobrecarregados.

Rico em frutose, o figo (especialmente seco) tem IG relativamente alto, mas é extremamente benéfico numa dieta, se consumido com moderação. Por possuir muitas fibras, é excelente para a digestão preguiçosa. O figo é um ótimo lanche, que satisfaz o desejo por doce sem conter qualquer gordura.

NUTRIENTES

Vitamina C, betacaroteno, ácido fólico; cálcio, ferro, fósforo, potássio; fibras; triptofano

O triptofano, também encontrado nas bananas, ajuda a dormir bem.

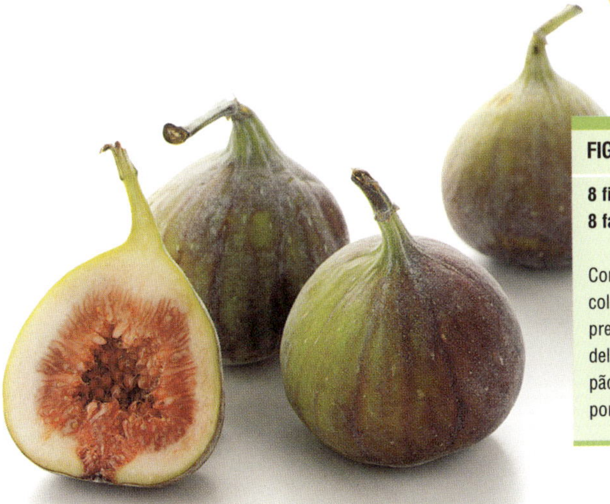

FIGOS COM PRESUNTO CRU

8 figos maduros
8 fatias de presunto cru

Corte os figos ao meio e coloque-os num prato com o presunto cru. Sirva um almoço delicioso, com uma fatia de pão de centeio ou integral por pessoa.

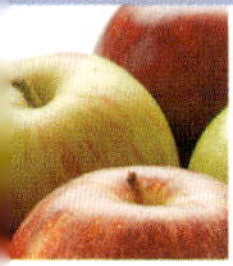

maçã

Repleta de fibras e importantes vitaminas e minerais, a maçã é um ótimo purificante para o organismo e um dos melhores alimentos para perda de peso.

NUTRIENTES

Vitamina C, betacaroteno, ácido fólico; cálcio, magnésio, fósforo, potássio; ácido málico; pectina

INFORMAÇÕES

- Reduz vários tipos de inflamação, principalmente o reumatismo, além de aliviar as causadas por infecção respiratória.
- Escolha a fruta madura, evitando a verde (para durar mais tempo na fruteira), pois não pôde desenvolver seu valor nutritivo ideal. Lave bem, mesmo se for orgânica.
- Consuma logo após a compra, guarde em lugar fresco e protegido do sol.
- Ao fazer o suco, use a casca e as sementes, pois é lá que estão muitos de seus nutrientes.

Rica em pectina, fibra solúvel que incentiva os movimentos peristálticos e ajuda a reduzir o nível do "mau" colesterol (LDL) no sangue, esta fruta contribui para a liberação das toxinas e mantém a saúde intestinal, pois contém enzimas que ajudam a digestão, como o ácido málico, que auxilia a quebrar e eliminar depósitos de gordura nas células. Essa enzima também pode levar à liberação de toxinas que causam a celulite.

MAÇÃS RECHEADAS

4 maçãs grandes (golden)
8 damascos secos
100 g de uvas-passas
400 ml de suco de maçã sem açúcar

Tire as sementes e faça um pequeno corte no meio das maçãs para que a casca não rache no forno. Coloque-as numa forma rasa. Pique os damascos, misture com as passas e recheie as maçãs sem o miolo. Regue com o suco e asse em forno preaquecido a 180ºC por 45 min.

Acredita-se ainda que a maçã alivie muitos sintomas desconfortáveis associados à síndrome do intestino irritável.

Para um programa de um dia de purificação, coma apenas maçãs e beba, no mínimo, oito copos grandes de água. Para perder peso, coma-as no café-da-manhã, picadas numa salada de frutas e misturadas com iogurte desnatado.

A maçã é excelente para melhorar a pele, clareando manchas e promovendo uma aparência viçosa.

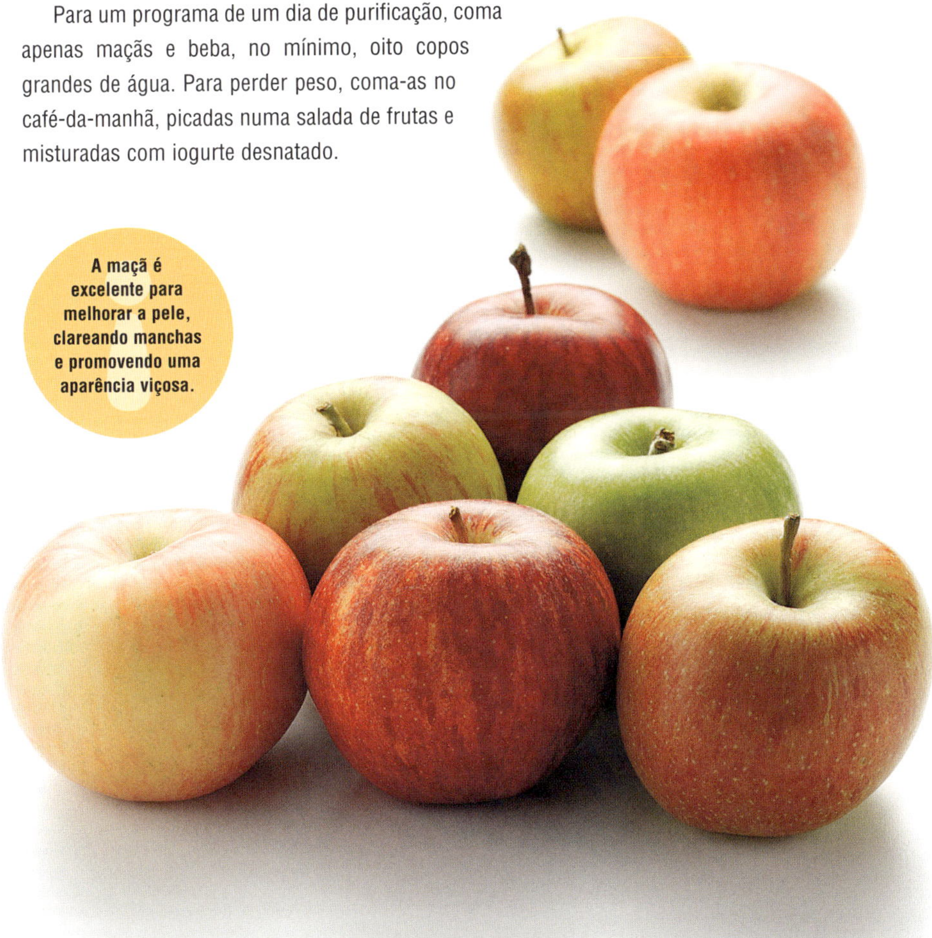

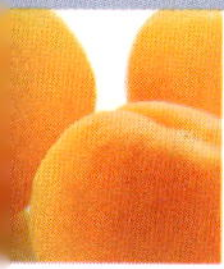

damasco

NUTRIENTES
Vitaminas B1, B2, B3, B5, B6, C, betacaroteno, ácido fólico; cálcio, cobre, ferro, magnésio, potássio, zinco

SORVETE DE DAMASCO COM BANANA

2 bananas
6 damascos maduros
500 g de iogurte desnatado
1 colher (chá) de mel (opcional)

Descasque as bananas e pique-as junto com os damascos. Misture com o iogurte num processador. Se desejar adoçar, adicione o mel. Transfira para um pote adequado para congelamento e coloque no freezer por 4 h, mexendo ocasionalmente durante o processo.

Esta fruta de baixo teor calórico é um lanche perfeito e pode ser usada para adoçar receitas.

O damasco purifica o sistema digestório e auxilia na desintoxicação, eliminando os resíduos líquidos do corpo. É antioxidante, aumentando a resistência contra doenças e infecções; é levemente laxativo e benéfico para o alívio de TPM e cólicas menstruais.

O damasco seco constitui uma excelente fonte de ferro.

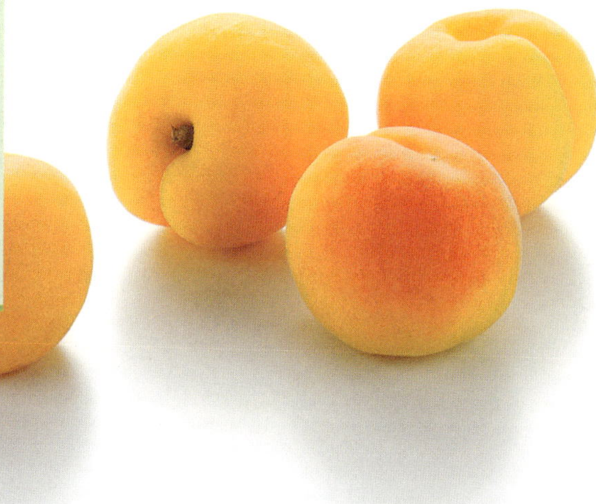

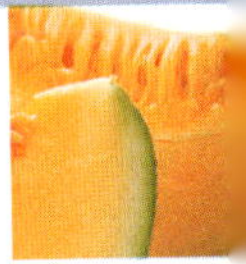

melão

Repleto de líquido, o melão é rapidamente processado pelo organismo, purificando e reidratando o corpo.

Embora tenha IG alto e CG baixa, como a melancia, uma fatia de melão constitui um ótimo alimento dietético, e é especialmente eficiente para combater os gases e o inchaço. A polpa perfumada e doce é uma base excelente para combinações de sucos, especialmente a do melão amarelo e do cantalupo. Também é uma boa alternativa às bolachas de chocolate para saciar o desejo por doces.

NUTRIENTES

Vitaminas C, E, betacaroteno, ácido fólico; cálcio, ferro, magnésio, fósforo, potássio, zinco

SALADA DE MELÃO

2 melões pequenos maduros descascados sem sementes
1 pepino picado fininho
um punhado de hortelã fresca picada
2 colheres (sopa) de suco de laranja

Fatie os melões e arranje-os numa travessa em forma de círculo. Salpique com o pepino e a hortelã e regue com o suco.

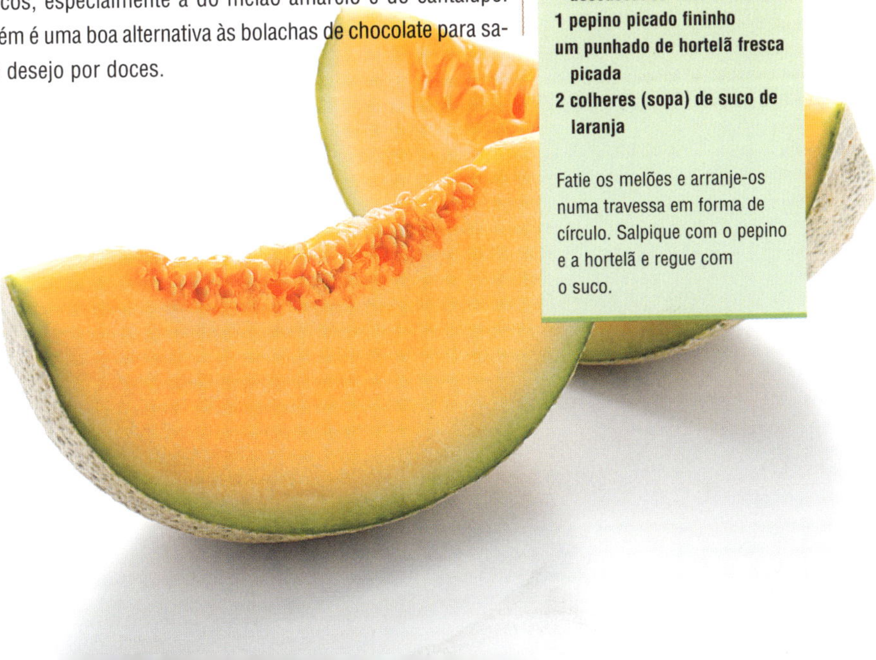

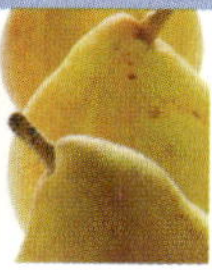

NUTRIENTES
Vitamina C, betacaroteno, ácido fólico; cálcio, ferro, magnésio, fósforo, potássio, zinco; pectina

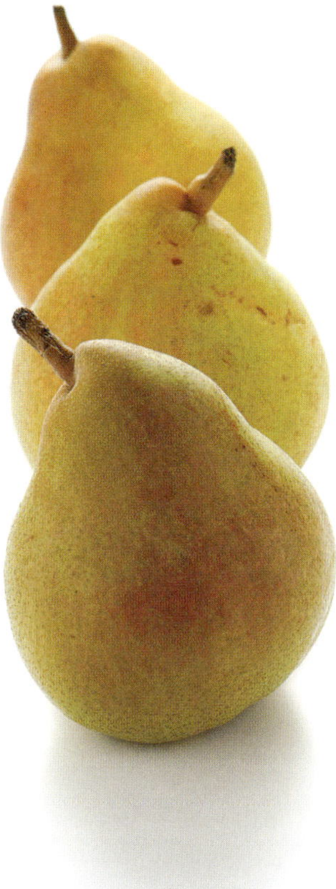

pêra

Um dos mais poderosos purificantes, a pêra contém pectina, uma fibra solúvel que mantém a saúde do trato digestivo.

A pêra é tanto laxante quanto diurética e ajuda a manter a saúde do cólon. Tem alto teor de iodo, que pode contribuir para a função da tireóide. Um "dia de peras" (comendo somente peras e bebendo oito copos grandes de água), é excelente para se desintoxicar e controlar a compulsão. Disponível o ano inteiro, a pêra do tipo mais duro pode ser servida junto com alimentos salgados e, a mais doce e suculenta, como sucos e sobremesas.

PERAS COM BAUNILHA

1/2 fava de baunilha
4 peras médias descascadas e fatiadas
20 passas grandes, tipo "sultana", deixadas de molho por 1 h
300 ml de água
4 colheres (sopa) de iogurte desnatado

Abra a fava da baunilha ao meio com uma faca afiada e retire as sementes pretas. Use tanto as sementes quanto a fava vazia no cozimento. Coloque os ingredientes, com exceção do iogurte, numa panela e cozinhe em fogo baixo por 20 min, até as peras amolecerem. Retire a baunilha e coloque as peras em pratos; derrame o suco por cima e sirva com iogurte no café-da-manhã ou lanche.

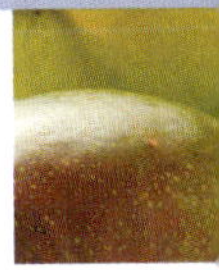

manga

Deliciosa e muito purificante, a manga é um desintoxicante poderoso.

NUTRIENTES
Vitaminas B3, C, E, betacaroteno; cálcio, ferro, magnésio, potássio, zinco; flavonóides

A manga tem propriedades calmantes e é muito benéfica para a digestão. Possui diversos antioxidantes, inclusive a vitamina E – que não é normalmente encontrada em frutas – e por isso é uma das melhores armas contra infecções. Também desintoxica e purifica o sangue e os rins.

O consumo de manga é benéfico para a pele e os cabelos.

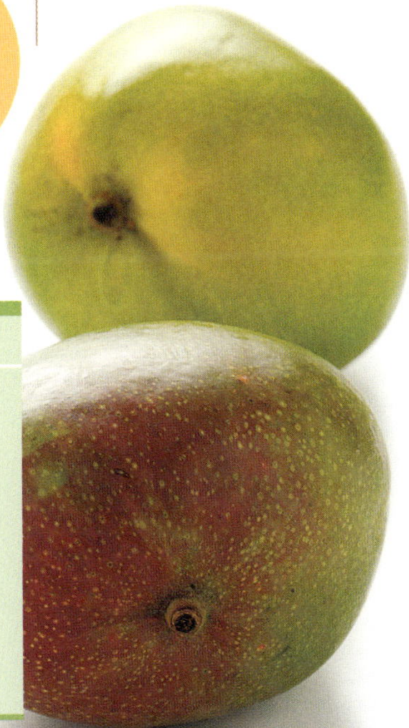

CHUTNEY DE MANGA

- **1 manga madura descascada e descaroçada**
- **1 cebolinha verde**
- **1 pimentão vermelho sem sementes**
- **1 colher (sopa) de salsinha picada**
- **2 colheres (sopa) de suco de limão-taiti**
- **2 colheres (sopa) de azeite**

Pique bem a polpa da manga, a cebolinha e o pimentão. Coloque-os numa tigela, acrescente a salsinha e misture. Regue com o suco de limão e o azeite e deixe marinar por 2 h. Sirva com peixe grelhado.

12

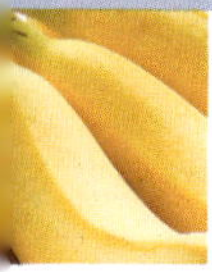

banana

NUTRIENTES
Vitaminas B6, C, K, betacaroteno, ácido fólico; cálcio, ferro, magnésio, fósforo, potássio, zinco; fibras; proteína; triptofano

Lanche dietético ideal, a banana libera energia durante um período prolongado.

A banana possui muitas calorias e seu açúcar natural lhe confere um IG alto em relação a outras frutas. Porém, consumida com moderação, é benéfica para a dieta, pois estabiliza os níveis de energia e abaixa o "mau" colesterol, LDL. É uma ótima fonte de proteína com pouca gordura, além de ser profundamente purificante e um pouco laxativa.

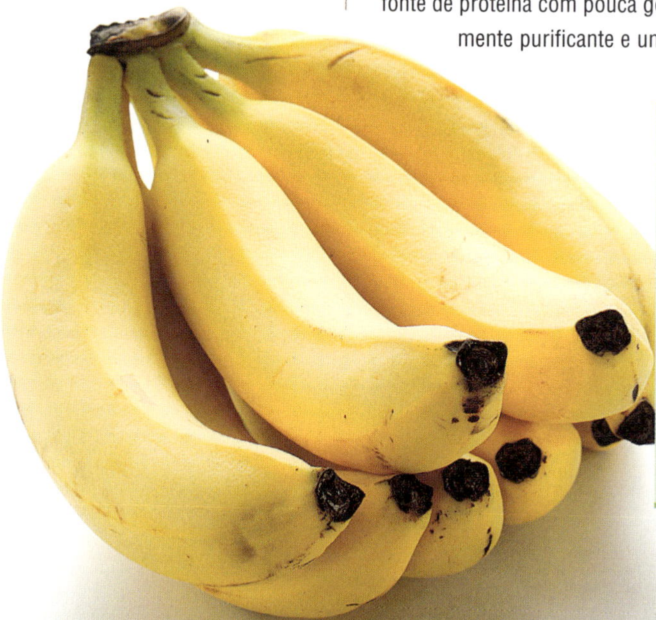

BANANAS COM CASTANHAS

4 bananas maduras
mel para untar
4 colheres (sopa) de castanhas-de-caju e do-pará
4 palitos de sorvete

Descasque as bananas e as espete num palito. Passe no mel para besuntá-las e depois pelas castanhas picadas. Congele por 1 hora.

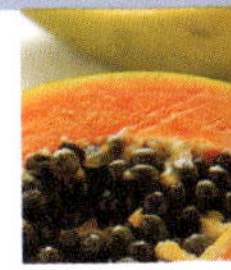

mamão

Esta fruta saborosa e doce purifica e alivia o trato digestivo.

NUTRIENTES
Vitamina C, betacaroteno; cálcio, ferro, magnésio, fósforo, potássio, zinco; papaína

O mamão constitui um excelente desintoxicante, melhora o sistema imunológico e protege contra doenças cardiovasculares, evitando, em especial, o acúmulo da placa de gordura nas paredes dos vasos sangüíneos. Contém papaína (uma enzima que digere a proteína), que pode ajudar na perda de peso, além de fibras e altos níveis de antioxidantes para prevenir infecções e envelhecimento precoce.

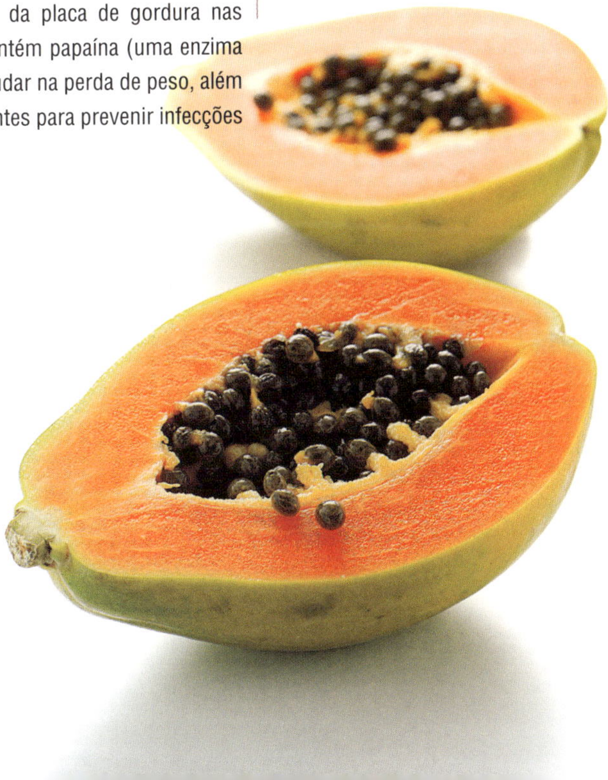

SALADA TROPICAL DE FRUTAS

1 mamão descascado, sem sementes e picado
1 manga descascada e picada
2 fatias de abacaxi picadas
2 maracujás (polpa)
1 colher (sopa) de suco de laranja

Coloque os primeiros três ingredientes numa tigela. Misture a polpa do maracujá com o suco de laranja. Regue a salada de frutas e sirva.

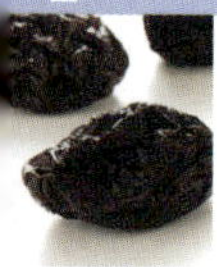

ameixa-preta

Conhecida por seu efeito laxante, a ameixa-preta é boa para a digestão.

NUTRIENTES

Vitaminas C, E, betacaroteno, ácido fólico; cálcio, magnésio, fósforo, potássio; fibras

Em caso de constipação, a ameixa é mais suave para a digestão do que o farelo de cereais, mas não exagere. Quando o sistema se reequilibrar, será suficiente comer grande quantidade e variedade de frutas frescas e vegetais. Auxiliar da função hepática, contribui para baixar o colesterol e é uma boa fonte de fibra solúvel, que ajuda a sentir saciedade por mais tempo, evitando os excessos e o ganho de peso.

AMEIXAS ESCALDADAS EM CHÁ DE FRUTAS

2 laranjas
2 limões-sicilianos
2 paus de canela
225 g de ameixas (sem caroço)
4 saquinhos de chá de frutas (como limão ou gengibre)

Fatie as laranjas e os limões em rodelas, deixando a casca. Coloque-os numa panela com a canela e cubra com água. Espere levantar fervura e deixe apurando até reduzir pela metade. Adicione as ameixas e deixe ferver novamente. Tire do fogo. Adicione os saquinhos de chá e deixe descansar por 5 min. Coloque as ameixas em tigelinhas, despeje o líquido peneirado e sirva.

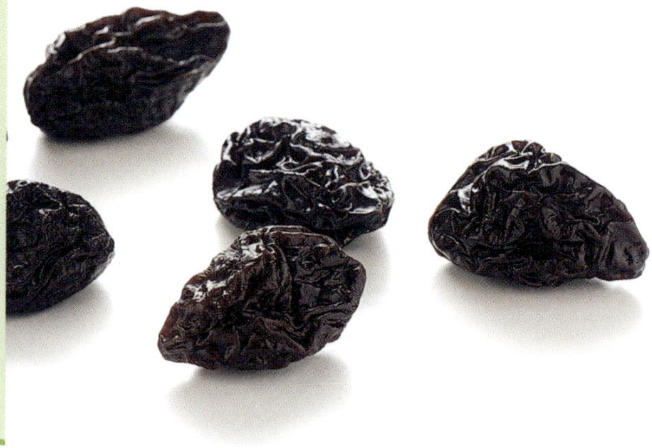

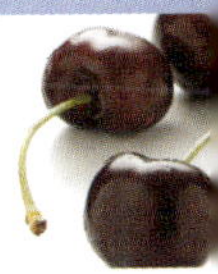

cereja

De baixo IG e CG, um punhado de cerejas é um lanche ideal para a dieta.

Além de ser uma fruta saudável e de baixa caloria, a cereja tem grande poder de desintoxicação. Contém ácido elágico, um tipo de nutriente que combate o câncer, além de antioxidantes que previnem infecções. É especialmente benéfica para quem se expõe à fumaça, à poluição ou consumiu mais álcool do que deveria. A cereja também é antiespasmódica e calmante da digestão, em especial quando combinada com iogurte.

NUTRIENTES

Vitamina C, betacaroteno, ácido fólico; cálcio, magnésio, fósforo, potássio; flavonóides

DELÍCIA DE CEREJA

8 colheres (sopa) de suco de laranja
400 g de iogurte desnatado
400 g de cerejas (sem caroço)

Misture o suco de laranja com o iogurte. Despeje a mistura sobre as cerejas e sirva.

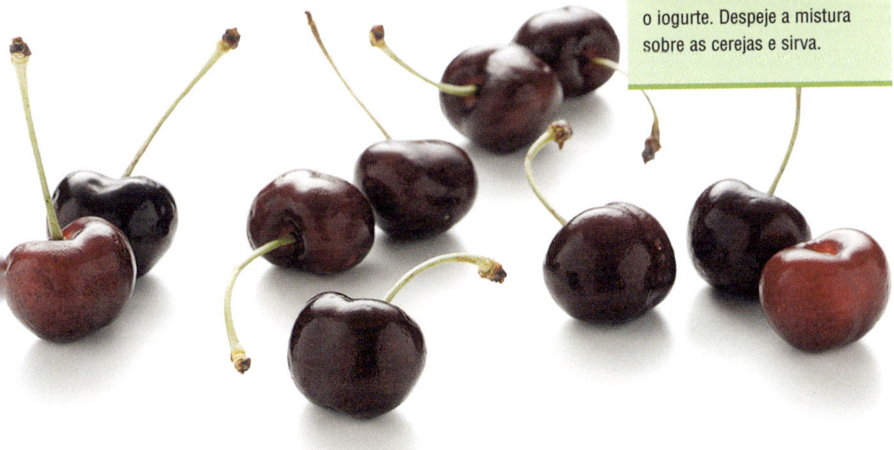

16

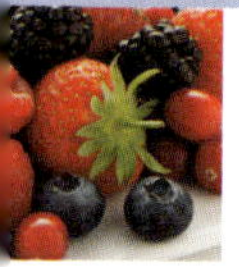

frutas vermelhas

NUTRIENTES
Vitamina C, E, betacaroteno, biotina, ácido fólico; cálcio, ferro, magnésio, fósforo, potássio, sódio

INFORMAÇÕES

- A framboesa é um laxante suave e benéfico para gases e outros problemas associados à TPM. O chá das folhas é recomendado para mães recentes, pois ajuda a contrair o útero.
- A propriedade antioxidante do morango é rejuvenescedora, especialmente para a pele, suavizando linhas de expressão e rugas.
- Tanto a framboesa quanto o morango estimulam a circulação sangüínea, que acelera o metabolismo, queimando gorduras com maior rapidez.
- O suco de *cranberry* é muito alcalino, auxiliando a equilibrar o excesso de acidez e os problemas correlatos, como azia e indigestão. O fruto é especialmente bom para o fígado e para infecções urinárias e da bexiga.

Repletas de antioxidantes, as frutas vermelhas são benéficas para as dietas e uma maneira saudável para superar o desejo por doces.

As frutas vermelhas incluem: morango, framboesa, amora, blueberry, cassis e groselha. Elas estimulam todos os órgãos envolvidos com a desintoxicação, acelerando o metabolismo e aumentando a eficiência orgânica na queima de gordura. O *cranberry* (uva-do-monte) encontrada congelada, também conta com poderosos antioxidantes para purificar o corpo.

Ao escolher frutas tenras, escolha as que estão no ponto, mas evite as maduras demais para obter o máximo de seu sabor doce sem correr o risco da fruta estragar antes de comê-la.

MORANGOS COM CALDA

450 g de morangos
1 colher (sopa) de suco de limão-siciliano
mel ou licor (opcional)
folhas de hortelã

Lave os morangos e coloque metade deles numa tigela de vidro. Faça a calda batendo o restante com o suco de limão no liquidificador. Se ficar muito azedo, adicione um pouco de mel ou uma colher (chá) de licor como kirsch ou de framboesa. Decore com as folhas de hortelã e sirva.

Para armazenar as frutas, retire-as da embalagem, lave bem e mantenha na geladeira. Consuma em um ou dois dias. Deixe as frutas voltarem à temperatura ambiente antes de comê-las, para apreciar toda a doçura, adicionando um pouco de mel ou suco de fruta se desejar.

Muitas frutas vermelhas são ricas em cálcio, ajudando a manter os ossos e os dentes fortes.

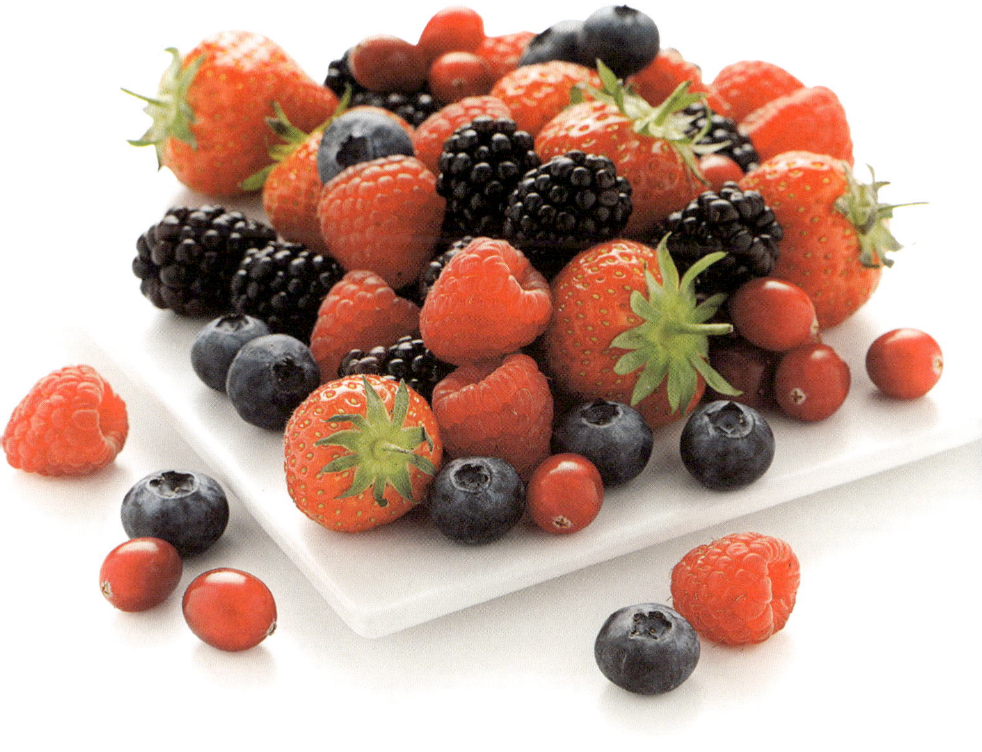

17

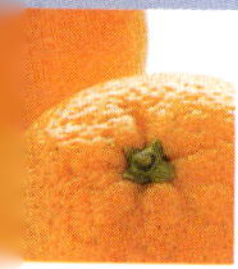

laranja

NUTRIENTES
Vitamina C, betacaroteno, ácido fólico; cálcio, potássio

Com alto teor de vitamina C e poucas calorias, a laranja é um lanche saudável perfeito a qualquer hora.

Repleta de antioxidantes, betacaroteno e vitamina C, que combatem as infecções, além de importantes minerais como o potássio e o cálcio, a laranja melhora a saúde intestinal e a eliminação de resíduos, por isso recomenda-se ingeri-la crua. Seu suco, porém, é ácido e pode causar aumento súbito do açúcar no sangue se bebido puro, portanto prefira diluí-lo com a mesma quantidade de água.

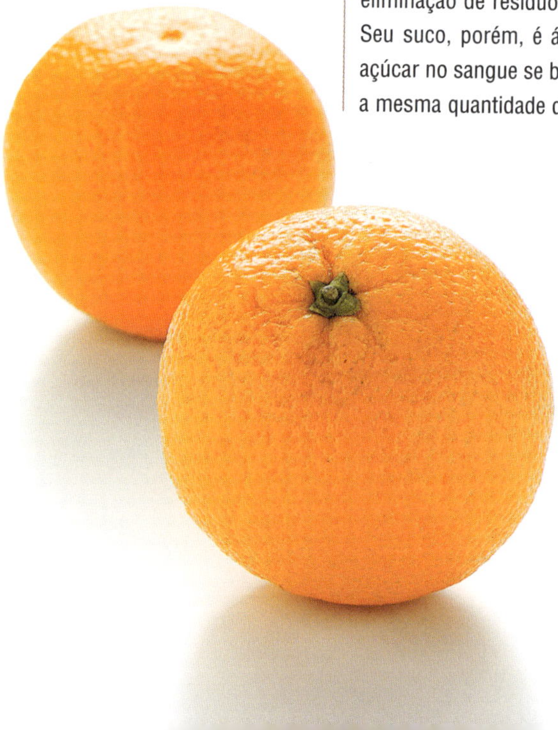

CAFÉ-DA-MANHÃ CÍTRICO

2 grapefruits
2 laranjas
2 mangas
1 colher (sopa) de iogurte desnatado

Descasque as frutas. Remova o miolo do grapefruit e da laranja e fatie-os em rodelas, eliminando as sementes. Corte a manga em fatias. Coloque tudo num prato e adicione o iogurte.

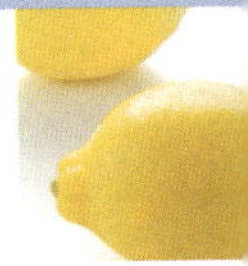

limão-siciliano

Para incrementar cozidos e sopas, utilize casca de limão ralada.

NUTRIENTES
Vitamina C; potássio

Com seu alto teor de vitamina C e potássio, o limão aumenta a proteção contra infecções. Extremamente purificante para o organismo, especialmente o fígado, é uma fruta ideal para iniciar o dia: esprema um limão num copo de água quente e beba em jejum. (Faça isso apenas durante a desintoxicação, pois o excesso de limão pode danificar o esmalte dos dentes).

Para incrementar cozidos e sopas, adicione casca de limão ralada.

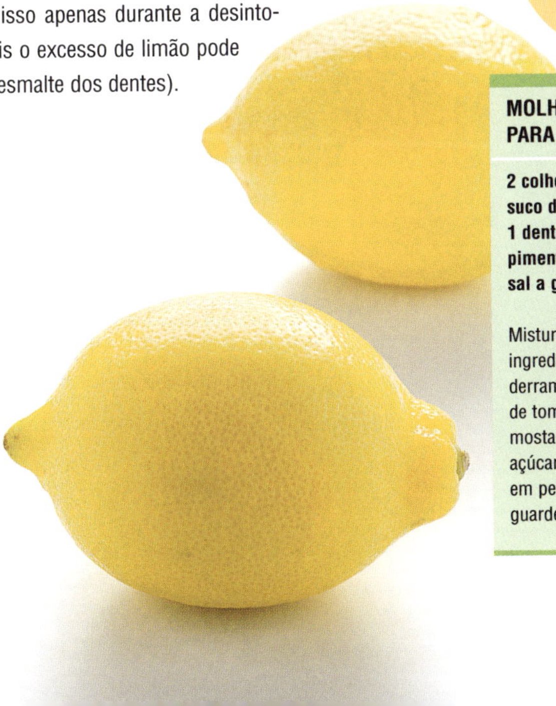

MOLHO DE LIMÃO PARA SALADAS

2 colheres (sopa) de azeite
suco de 1 limão-siciliano
1 dente de alho amassado
pimenta-do-reino
sal a gosto

Misture bem todos os ingredientes em um vidro e derrame sobre salada verde ou de tomates. Adicione ervas, mostarda ou um pouco de açúcar para variar o sabor. Use em pequena quantidade e guarde o resto de 2 a 3 dias.

19

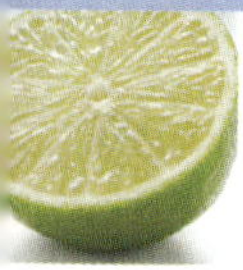

limão-galego

NUTRIENTES
Vitamina C, betacaroteno, ácido fólico; cálcio, fósforo, potássio; bioflavonóides

Como todas as frutas cítricas, o limão-galego é excelente para purificar e proteger contra as infecções enquanto se perde peso.

Desintoxicante para o sistema digestório, o limão-galego também é muito eficiente na luta contra infecções como tosse, resfriado e faringite. Esprema o suco de meio limão numa garrafa de água e vá bebericando durante o dia todo, para realçar o sabor, purificar e hidratar.

SALMÃO MARINADO

50 g de dill fresco picado
3 colheres (sopa) de suco de limão
1 colher (sopa) de água
1 dente de alho picado
1 cebola-branca picada
400 g de salmão cru fatiado
1/2 pepino fatiado

Misture bem o dill com o suco de limão, a água, o alho e a cebola. Coloque o salmão numa travessa, tempere com a mistura e cubra com papel-manteiga. Deixe marinando na geladeira por 1 dia. Sirva com as fatias de pepino.

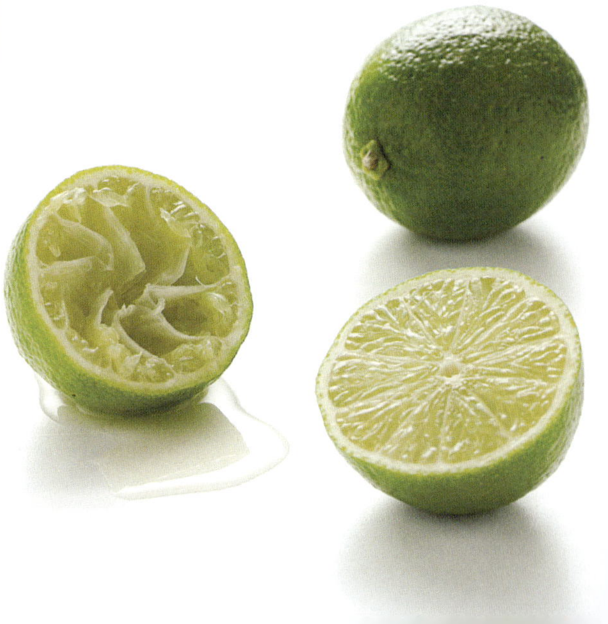

20

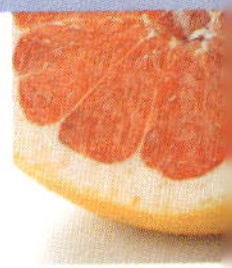

grapefruit

Esta fruta tem baixo teor de calorias e gorduras, é adstringente e desintoxicante, além de ser ótima fonte de vitamina C.

O grapefruit reduz o colesterol, aumenta a energia e a imunidade, purificando o organismo. Conhecido como boa opção para dietas, não tem só poucas calorias: pesquisas recentes mostraram que a fruta acelera a perda de peso ao reduzir os níveis de insulina – um dos fatores que leva à sensação de fome – e, por isso, diminui o apetite.

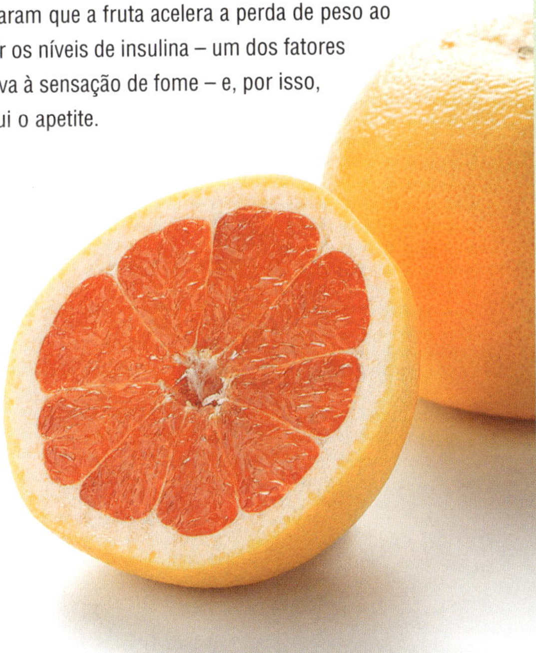

NUTRIENTES

Vitaminas C, E, betacaroteno, ácido fólico; cálcio, cobre, magnésio, fósforo, potássio, zinco; bioflavonóides

SALADA DE ENDÍVIA E GRAPEFRUIT

1 grapefruit partido ao meio
250 g de endívia picada
1 abacate picado
2 colheres (sopa) de suco de laranja
2 colheres (chá) de azeite
1 colher (chá) de molho de soja

Corte metade do grapefruit em pedaços pequenos, retirando as sementes e as peles. Numa tigela, misture-o com a endívia e o abacate. Junte o suco de laranja, o azeite, o molho de soja e o suco da outra metade do grapefruit, e tempere a salada. Adicione sal e pimenta a gosto.

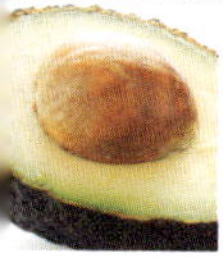

abacate

NUTRIENTES
Vitaminas B1, B2, B3, B5, C, E, K, ácido fólico; cobre, ferro, fósforo, potássio, zinco; fibras; ácidos graxos ômega-6

Cremoso e versátil, repleto de nutrientes e gorduras saudáveis, o abacate é um alimento delicioso para as dietas.

O abacate é bastante evitado por ser muito calórico, mas grande parte de sua gordura é benéfica: é rico em ácidos graxos ômega-6 (ácido linoleico), que estabilizam os níveis de açúcar no sangue e evitam os acessos de fome. Diminui o excesso de acidez da maioria das dietas e é repleto da antioxidante vitamina E, que funciona especialmente bem combinada com o selênio (encontrado no gergelim).

SALADA DE ABACATE COM TOUCINHO

8 fatias de toucinho magro em cubinhos
2 colheres (sopa) de azeite
2 abacates fatiados
2 ovos caipiras cozidos picados
um punhado de rúcula
um punhado de sementes sortidas torradas
um punhado grande de ervas sortidas picadas
suco de 2 limões-sicilianos

Frite o toucinho em metade do azeite. Coloque-o numa tigela com a polpa do abacate, os ovos, a rúcula, as sementes e as ervas. Agregue o azeite restante com o suco de limão e tempere a gosto. Despeje o molho sobre a salada, misture e sirva.

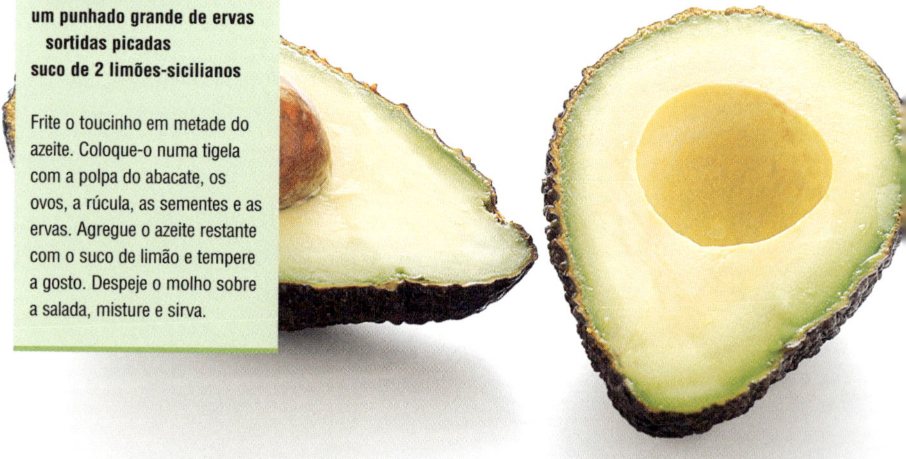

22

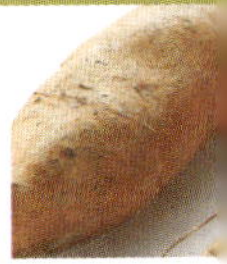

batata-doce

Uma comida dietética deliciosa, a batata-doce tem menor teor de IG e CG do que as batatas comuns.

Rica em fibra, a batata-doce promove a boa digestão. Contém as principais vitaminas antioxidantes: betacaroteno (convertido pelo corpo em vitamina A) e vitaminas C e E. Aumenta a energia, especialmente quando consumida com proteína, ajudando a eliminar líquidos.

A batata-doce é a fonte mais rica em vitamina E, essencial para a saúde da pele.

NUTRIENTES

Vitaminas B6, C, E, betacaroteno, ácido fólico; cálcio, ferro, magnésio, fósforo, potássio; fibras

BATATA-DOCE ASSADA

4 batatas-doces descascadas, em cubos
2 colheres (sopa) de azeite
sal e pimenta-do-reino a gosto

Coloque as batatas-doces numa forma refratária, unte com o azeite e tempere. Asse-as cobertas por 1 hora no forno preaquecido em 180°C. Tire do forno e sirva.

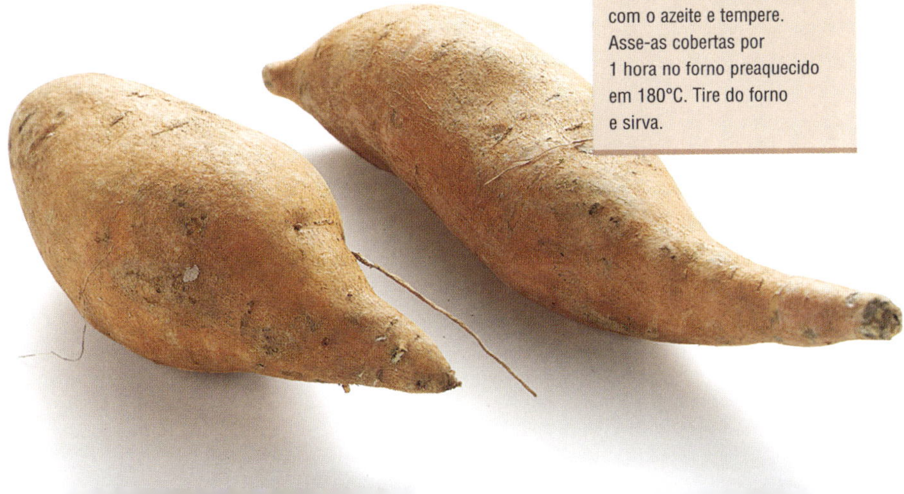

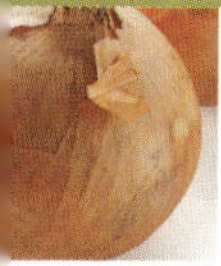

cebola

A cebola contém poucas calorias e é muito usada em receitas para dieta, aprimorando seu sabor.

Um excelente desintoxicante, a cebola aumenta a imunidade e purifica o organismo; contém o flavonóide quercetina, um antioxidante essencial para evitar a formação de células cancerosas. Tem ação antibiótica e anti-séptica, afina o sangue, evita a formação de coágulos e reduz o colesterol.

NUTRIENTES

Vitaminas B1, B6, C, betacaroteno, ácido fólico; cálcio, cloro, cobre, ferro, magnésio, fósforo, potássio, selênio, zinco; quercetina

SOPA DE CEBOLA

1 colher (sopa) de azeite
450 g de cebola picada
2 dentes de alho amassados
1 cenoura picada
1 nabo picado
570 ml/ 2 ½ xícaras de caldo de legumes
2 colheres (chá) de molho de soja
2 colheres (sopa) de salsinha picada
1 colher (sopa) de gergelim

Aqueça o azeite numa panela e refogue os vegetais em fogo baixo por 15 min. Adicione o caldo de vegetais e o molho de soja, deixe levantar fervura e apure por 10 min. Enfeite com salsinha e gergelim.

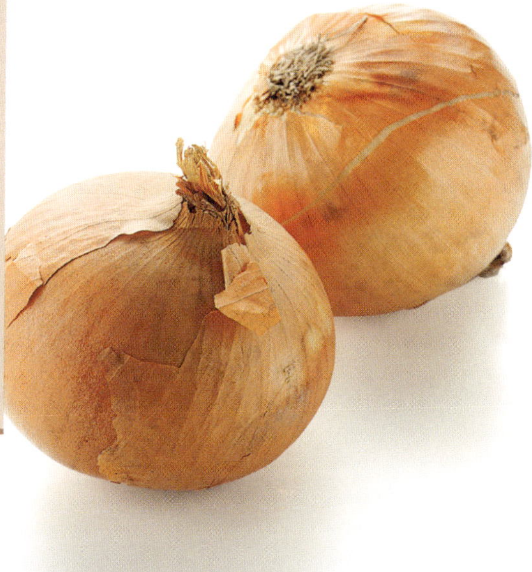

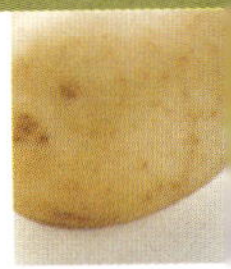

batata

Importante fonte de fibras e vitamina C, a batata pode ser uma parte valiosa do regime.

Embora tenha índice glicêmico elevado, sua carga glicêmica é mais baixa. Cozida ou em purê, é uma inclusão saudável no plano dietético desde que ingerida com moderação (não adicione muita manteiga ao servir). Tente combiná-la com outras raízes como mandioquinha, batata-doce ou mandioca. Evite batatas fritas ou assadas na casca, pois têm o triplo de CG das cozidas.

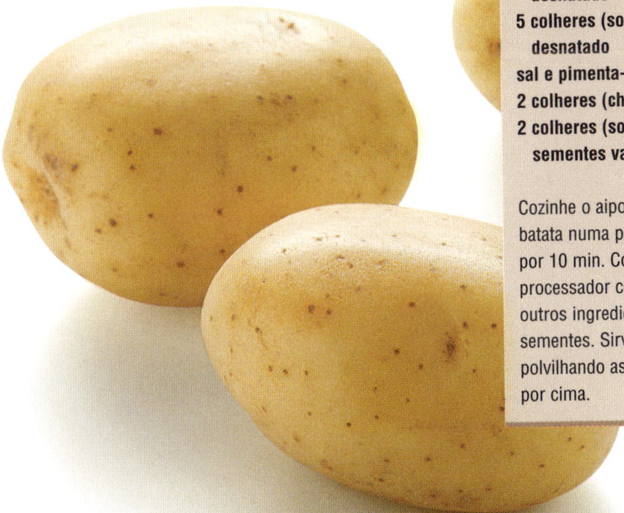

NUTRIENTES

Vitaminas B1, B3, B6, C, ácido fólico; cobre, ferro, potássio; fibras

PURÊ DE BATATAS E AIPO-RÁBANO

1 aipo-rábano cortado em cubos
3 batatas grandes em cubos
1 colher (sopa) de margarina
2 colheres (sopa) de leite desnatado
5 colheres (sopa) de iogurte desnatado
sal e pimenta-do-reino a gosto
2 colheres (chá) de mostarda
2 colheres (sopa) de sementes variadas torradas

Cozinhe o aipo-rábano e a batata numa panela com água por 10 min. Coloque-os num processador com todos os outros ingredientes, exceto as sementes. Sirva numa tigela polvilhando as sementes por cima.

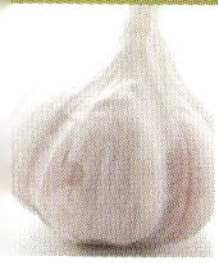

alho

De sabor pronunciado e com poucas calorias, o alho é perfeito para incrementar molhos.

Este bulbo é fantástico para purificar o intestino e o fígado. Ingerido regularmente, aumenta a imunidade, funcionando como um antibiótico natural, contra vírus e bactérias. Contribui para a saúde cardíaca e a circulação. Tem muito valor na culinária por seu sabor inconfundível. Use-o para incrementar cozidos, molhos e saladas. Asse um alho inteiro no forno e sirva como um legume: é delicioso!

NUTRIENTES
Vitaminas B6, C, ácido fólico; cálcio, ferro, magnésio, fósforo, potássio, zinco; aminoácidos

AÏOLI (MAIONESE DE ALHO)

2 ovos caipiras
4 colheres (sopa) de suco de limão-siciliano
3-4 dentes de alho amassados
300 ml de azeite
1 colher (chá) de mostarda
sal e pimenta-do-reino a gosto
2 colheres (sopa) de água fervente

Bata os ovos com o suco de limão num processador. Agregue o alho e adicione o azeite aos poucos, mexendo sem parar. Quando incorporar bem, coloque a mostarda e tempere a gosto. Acrescente, batendo, a água fervente para estabilizar.

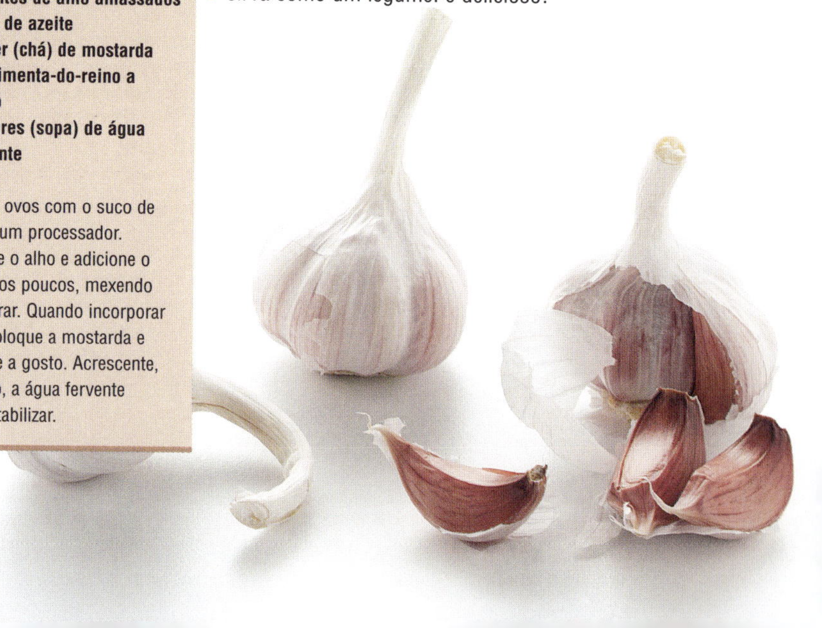

26

alho-poró

Da família da cebola, o alho-poró é um poderoso antioxidante e purificador.

Repleto de nutrientes, combate infecções e doenças, e purifica o organismo. Energiza os sistemas imunológico e nervoso; diurético, o alho-poró ajuda a reduzir a retenção de líquido e os gases, além de ser ótimo para as inflamações, especialmente a artrite.

NUTRIENTES
Vitaminas C, E, K, betacaroteno, biotina, ácido fólico; cálcio, ferro, magnésio, fósforo, potássio, zinco; fibras

SOPA DE ALHO-PORÓ E CENOURA

1 batata grande picada
450 g de cenouras picadas
450 g de alho-poró fatiado
1 colher (sopa) de azeite
1,2 litro de caldo de legumes ou de carne
sal e pimenta-do-reino

Numa panela grande, frite rapidamente os vegetais no azeite, mexendo durante 2 min. Adicione o caldo e deixe ferver. Abaixe o fogo, tampe, deixando cozinhar por 15 min. Junte os temperos e coloque no processador para obter um creme.

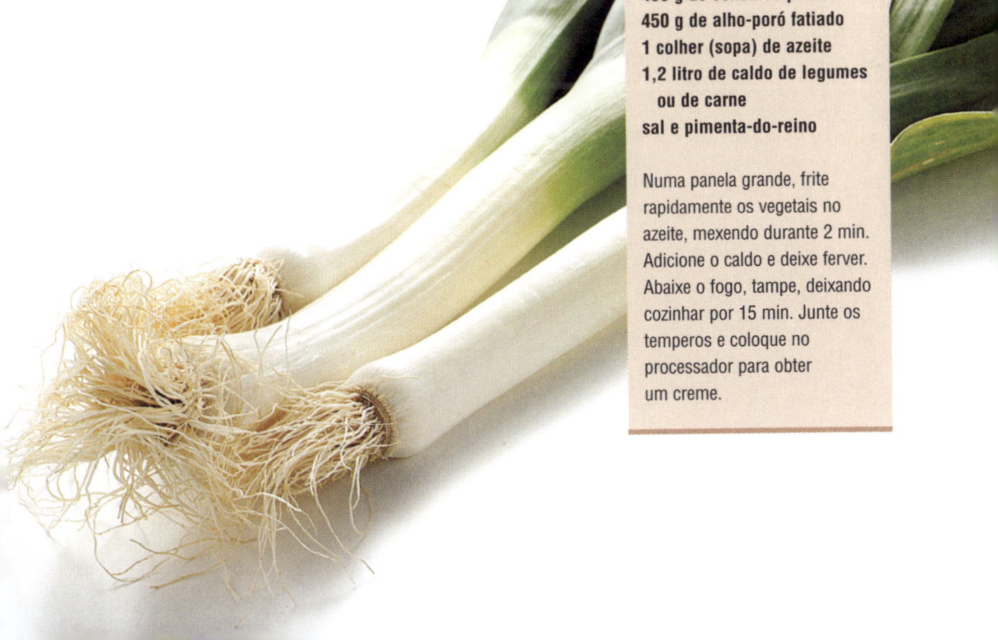

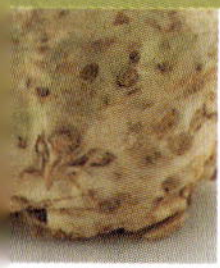

aipo-rábano

NUTRIENTES
Vitamina C, cálcio, ferro, magnésio, potássio, fósforo; fibras

O aipo-rábano, ou raiz de aipo, é um excelente diurético, reduzindo a retenção de líquido e os gases.

Alivia a artrite e promove a saúde dos rins.

Um vegetal versátil muitas vezes esquecido, o aipo-rábano atualmente tem sido encontrado com mais facilidade. Reduz a pressão alta, diminui o excesso de acidez e regula os sistemas nervoso e linfático. Pode ser ingerido cru ou cozido. Tem um sabor amendoado e fica ótimo em purês ou misturado com outros vegetais, como a cenoura e a batata.

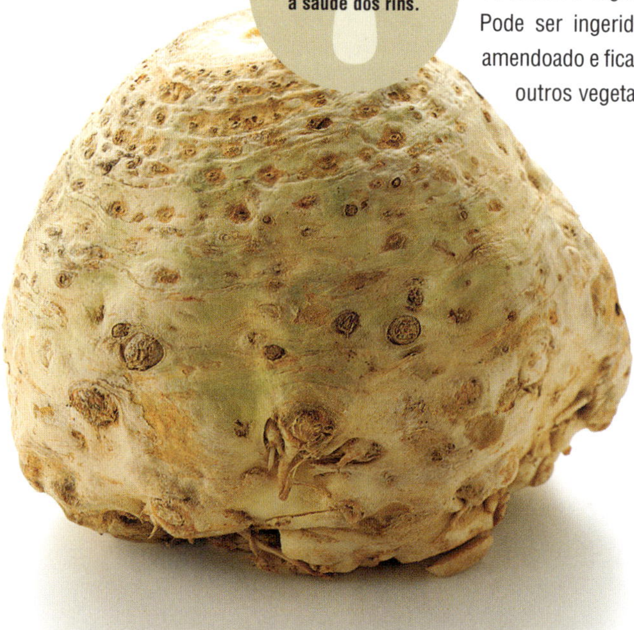

SALADA DE AIPO-RÁBANO

2 aipos-rábanos pequenos
suco de 1 limão-siciliano
115 g de sementes sortidas
8 colheres (sopa) de iogurte desnatado
2 colheres (sopa) de mostarda

Descasque o aipo-rábano e pique-o em palitos finos. Derrame o suco de limão imediatamente, para evitar a descoloração. Misture com os demais ingredientes, tempere a gosto e sirva.

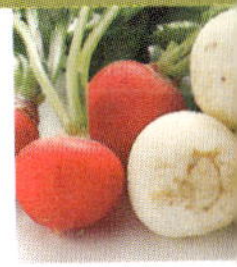

rabanete

Repleto de nutrientes, o rabanete dá um sabor picante às saladas e acelera o metabolismo.

O rabanete aumenta a produção de suco gástrico, fazendo com que o organismo quebre e metabolize o alimento com maior eficácia, especialmente quando ingerido com amido. Tem efeito purificante, particularmente do sistema respiratório, e ajuda a combater infecções. Contém ainda alto teor de zinco, um dos mais importantes minerais antioxidantes.

NUTRIENTES

Vitaminas B, C, betacaroteno, ácido fólico; cálcio, ferro, magnésio, fósforo, potássio, sódio, zinco

O rabanete ajuda a descongestionar e a desinflamar a garganta.

PASTA DE CASTANHA-DE-CAJU COM LEGUMES CRUS

225 g de castanhas-de-caju
4 colheres (chá) de manjerona picada
4 colheres (chá) de molho de soja
2 maços de rabanetes
2 pimentões vermelhos fatiados sem sementes
4 talos de salsão

Triture as castanhas no processador com um pouco de água. Acrescente os temperos. Sirva com os vegetais crus.

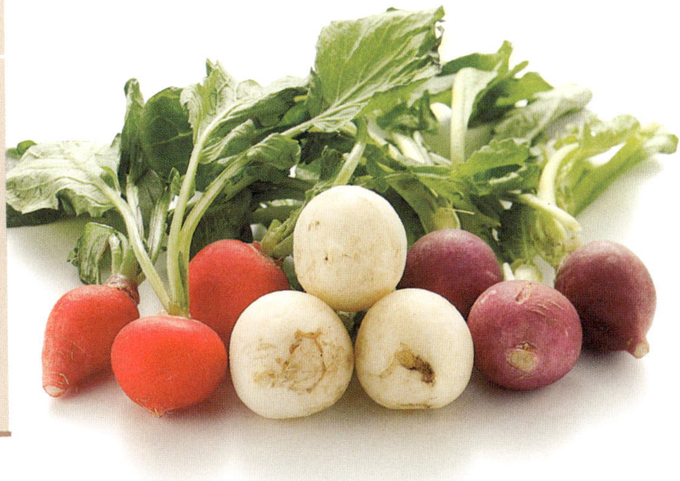

29

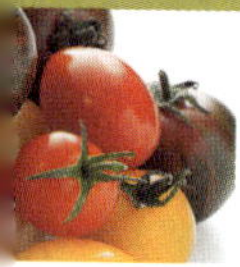

tomate

NUTRIENTES
Vitaminas C, E, biotina, betacaroteno, ácido fólico; cálcio, cloro, magnésio, potássio, sódio, zinco

INFORMAÇÕES
- Purifica e melhora o funcionamento do fígado, o principal órgão desintoxicante.
- Acredita-se que o licopeno, um antioxidante encontrado em grande quantidade em tomates cozidos, previne o câncer de próstata.
- O salicilato contido no tomate, apesar de benéfico para a saúde dos adultos, pode aumentar a hiperatividade infantil.
- O tomate deve ser evitado pelos que sofrem de condições inflamatórias como a osteoartrite e, em alguns casos, asma ou bronquite.

Composto de 90 por cento de água, é profundamente hidratante, além de delicioso e versátil. Tem baixo IG e CG e poucas calorias – perfeito para um regime!

Embora seja uma fruta, costumamos usar o tomate como legume. Desempenha um papel importante na dieta mediterrânea – conhecida por seu sucesso na perda de peso e na saúde cardíaca –, embora seja incluído em pratos substanciosos. Isso se deve parcialmente à riqueza de salicilatos, compostos naturais associados à diminuição de risco de doenças coronárias.

MOLHO PICANTE DE TOMATE

1 colher (chá) de azeite
2 dentes de alho amassados
1 pimenta dedo-de-moça sem sementes picada
1 kg tomates sem pele picados
sal a gosto
2-4 colheres (sopa) de iogurte desnatado

Aqueça o azeite numa frigideira e frite o alho e a pimenta, adicionando aos poucos os tomates. Cozinhe em fogo baixo por 10 min. Junte o sal e bastante iogurte para obter um molho cremoso. (Quanto mais iogurte adicionar, menos picante será o molho.) Sirva com massa integral *al dente*.

Sua alta concentração de água hidrata o sistema digestório, especialmente se ingerido cru. Contém todas as vitaminas antioxidantes: C, E e betacaroteno, além de zinco, que fortifica o sistema imunológico contra o envelhecimento e a infecção, diminuindo o risco de doenças.

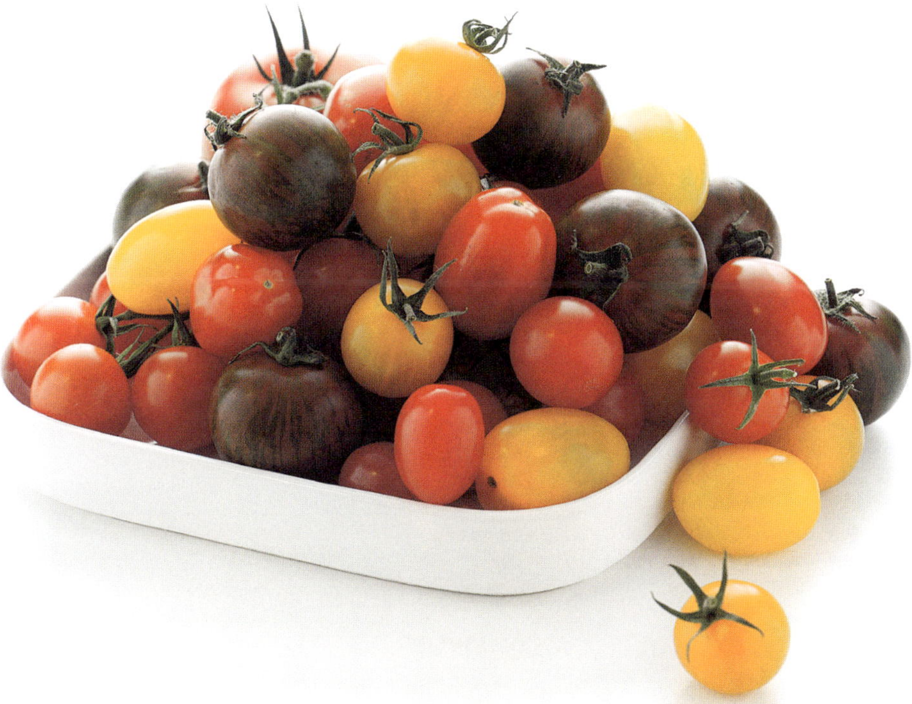

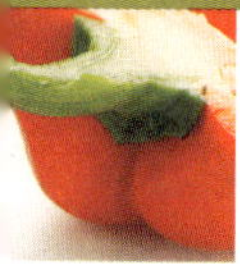

pimentão

NUTRIENTES
Vitaminas B, C, E, betacaroteno, ácido fólico; cálcio, ferro, magnésio, potássio, zinco; fibras

PIMENTÕES ASSADOS

3 pimentões vermelhos grandes
1 colher (sopa) de azeite
15 g de folhas de manjericão

Unte os pimentões com o azeite, salpique com o manjericão e um pouco de sal e asse em forno preaquecido a 190°C por 1 hora e meia, até ficarem escuros. Retire do forno e espere esfriar. Tire a pele, o cabo e as sementes e corte em tiras.

O pimentão vermelho estimula e revigora a digestão e a circulação, acelerando o metabolismo e auxiliando na queima de gordura.

Repleto de antioxidantes, principalmente a vitamina C e o betacaroteno, o pimentão combate infecções e doenças. Normaliza a pressão arterial e ajuda a eliminar o estresse, devido ao alto teor de vitamina C e magnésio, que auxiliam o sistema imunológico e as glândulas supra-renais. É especialmente benéfico para a dieta quando consumido cru ou em suco.

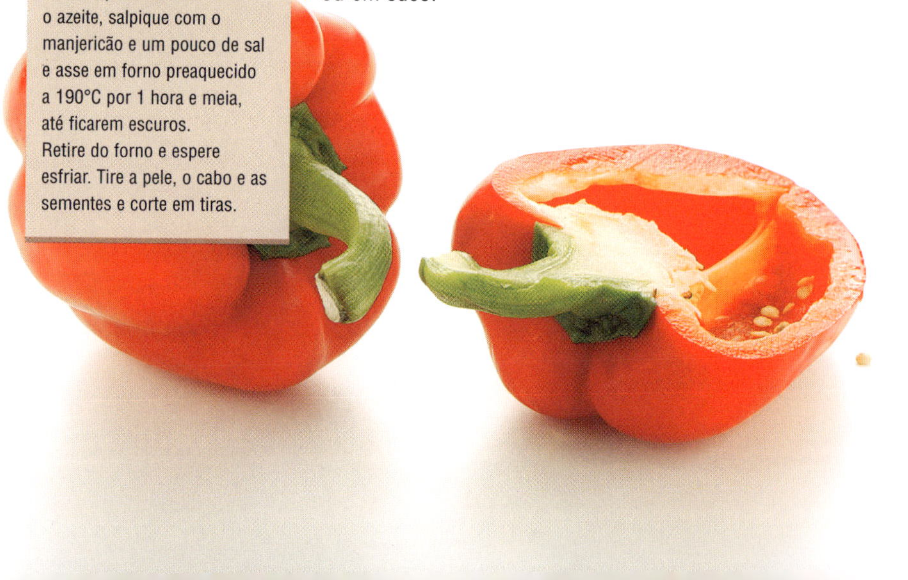

31

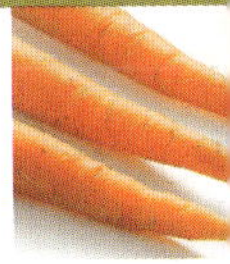

cenoura

A cenoura é um perfeito alimento desintoxicante.

A cenoura regula o desequilíbrio do organismo. Com seu efeito particularmente poderoso de purificação do fígado – o mais importante órgão desintoxicante –, ajuda o organismo todo a trabalhar com maior eficiência. Uma das melhores maneiras de consumir cenoura é crua, em saladas (seu IG triplica se cozida). O suco de cenoura também tem IG alto, porém vale a pena incluí-lo no plano de perda de peso: é um dos melhores modos de purificar o corpo em qualquer dieta.

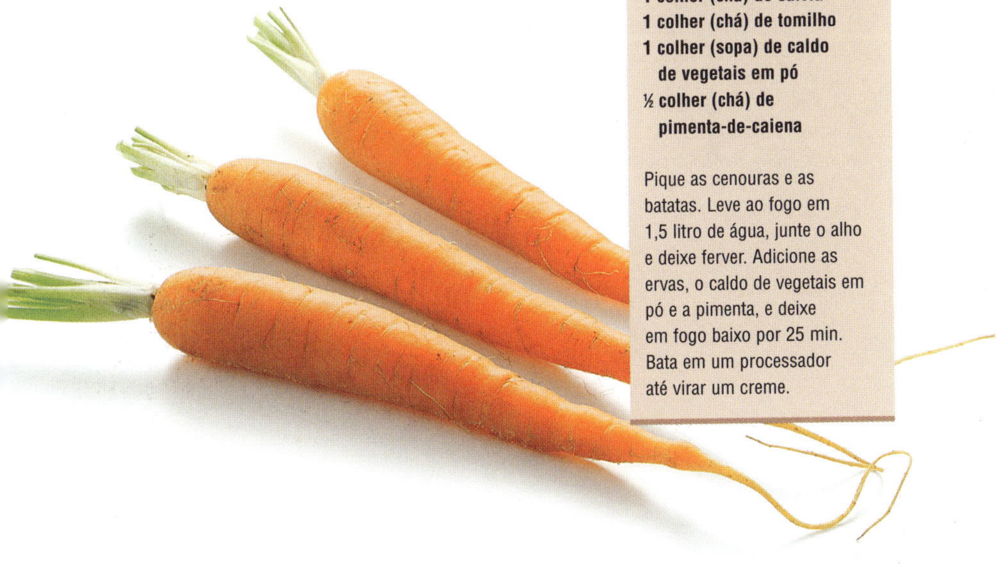

NUTRIENTES
Vitamina C, betacaroteno, ácido fólico; ferro, magnésio, potássio, zinco; fibras

SOPA PURIFICADORA DE CENOURA

450 g de cenouras
1 batata média
2 dentes de alho amassados
55 g de salsinha
1 colher (chá) de sálvia
1 colher (chá) de tomilho
1 colher (sopa) de caldo de vegetais em pó
½ colher (chá) de pimenta-de-caiena

Pique as cenouras e as batatas. Leve ao fogo em 1,5 litro de água, junte o alho e deixe ferver. Adicione as ervas, o caldo de vegetais em pó e a pimenta, e deixe em fogo baixo por 25 min. Bata em um processador até virar um creme.

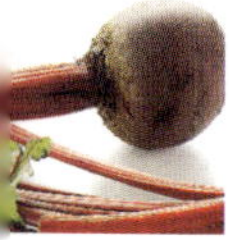

beterraba

NUTRIENTES
Vitaminas B3, B6, C, betacaroteno, ácido fólico; cálcio, ferro, magnésio, fósforo, potássio, zinco; fibras

Com delicioso sabor adocicado e poucas calorias, a beterraba crua é um poderoso purificante.

Admirada na Europa Oriental por suas propriedades purificantes do sangue, a beterraba é excelente para o fígado, o intestino, os rins e a vesícula biliar. Estimula o sistema circulatório, acelerando o metabolismo. Por conter alto teor de fibras, melhora a saúde intestinal, auxiliando a absorção do alimento e todos os processos do organismo, dois fatores essenciais para a perda de peso. Este vegetal rico em nutrientes faz um ótimo suco desintoxicante, especialmente quando misturado com cenoura, espinafre e repolho.

BETERRABAS AO FORNO

4 beterrabas médias lavadas (com casca)
1 colher (sopa) de azeite
1 colher (chá) de sal marinho

Unte as beterrabas com um pouco do azeite, polvilhe com o sal e asse em forno preaquecido a 180°C por aproximadamente 1 hora (dependendo do tamanho). Para saber se estão prontas, um espeto ou uma faca fatiam a polpa facilmente.
Rendem 4 porções como acompanhamento ou 2 quando fatiadas sobre uma salada verde.

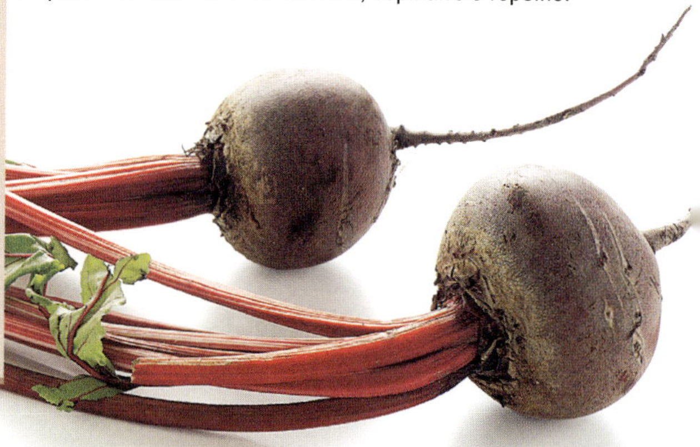

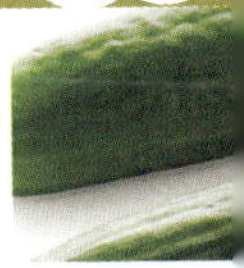

pepino

Composto de 96 por cento de água, o pepino é purificante e benéfico para uma dieta.

Com seu alto teor de água, o pepino purifica o organismo todo, facilitando o processo digestivo, além de ser diurético e um laxante suave. Ajuda a limpar os rins e a bexiga, evitando a retenção de líquido e dissolvendo o ácido úrico que pode causar infecção urinária e cistite. É versátil, podendo ser usado cru, em saladas, sanduíches e sucos de vegetais.

NUTRIENTES
Vitamina C, betacaroteno, ácido fólico; cálcio, ferro, potássio, sílica, zinco

QUEIJO DE IOGURTE E PEPINO

200 g de requeijão light
55 g de iogurte desnatado
3 gotas de suco de limão-siciliano
um fio de azeite
1 dente de alho amassado
sal e pimenta-do-reino a gosto
400 g de pepinos em cubinhos

Coloque o requeijão, o iogurte, o limão, o azeite de oliva, o alho e os temperos numa tigela e bata até obter um creme uniforme. Adicione os pepinos e sirva numa vasilha de vidro como acompanhamento para palitos de vegetais crus.

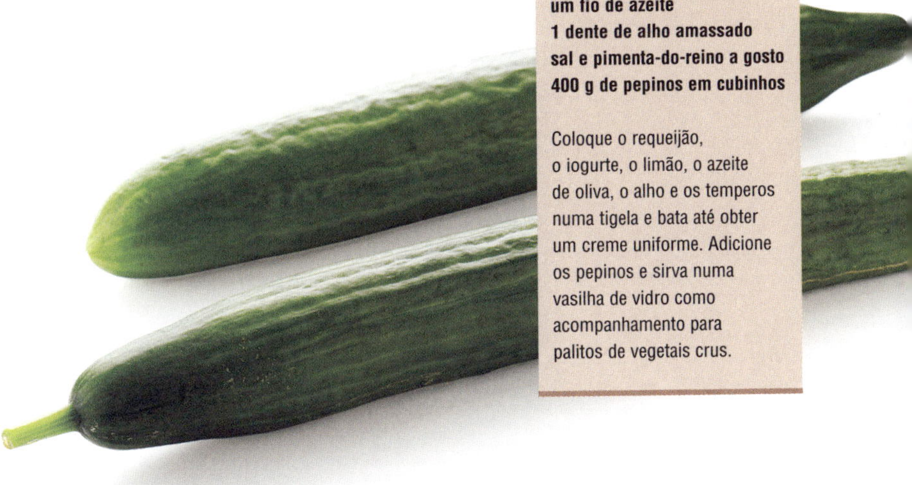

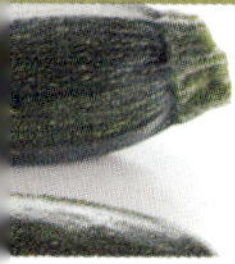

abobrinha

Rica em fibras, a abobrinha estimula a digestão, diminui o colesterol e desintoxica o organismo.

A abobrinha pertence à família da abóbora e da moranga e é suavemente laxante e diurética, de fácil digestão. Promove a sensação de saciedade, evitando os acessos de gula; é alcalina, contra-atacando os altos níveis de acidez da maioria das dietas, aliviando o fígado e auxiliando o metabolismo.

NUTRIENTES
Vitamina C, betacaroteno; cálcio, magnésio, fósforo, potássio; fibras

ABOBRINHAS COM CAMARÃO

8 abobrinhas pequenas levemente cozidas
1 cebola picada
1 dente de alho picado
1 colher (sopa) de azeite
4 tomates picados
2 gotas de molho tabasco
1 colher (chá) de tomilho
250 g de camarões descascados cozidos

Corte as abobrinhas ao meio no sentido do comprimento, raspe o miolo com uma colher e pique-o. Frite a cebola e o alho no azeite, adicione os tomates, o miolo da abobrinha e os temperos e deixe cozinhar por 10 min. Junte os camarões. Coloque o refogado nas cascas de abobrinha e asse em forno preaquecido a 220°C por 15 min.

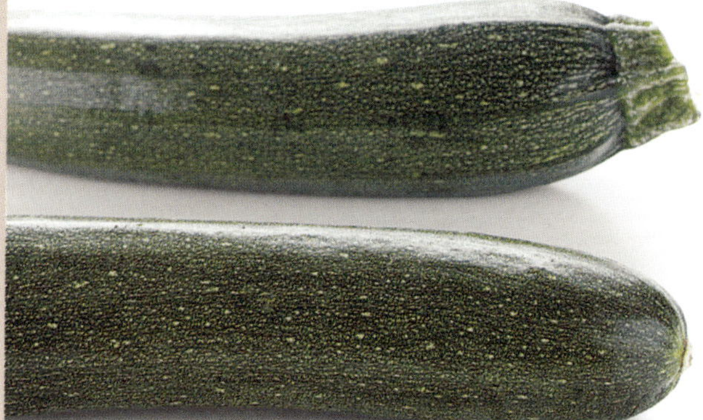

35

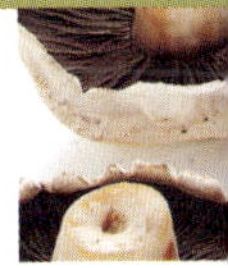

cogumelos

Um alimento fantástico que libera a energia pouco a pouco, o cogumelo afina o sangue, melhora a circulação e a taxa de queima de gordura.

Por liberar energia para o organismo durante um longo período sem elevar o nível de açúcar no sangue, o cogumelo ajuda a evitar os acessos de gula. Por ser rico em zinco, auxilia o sistema imunológico. Há diversos tipos de cogumelo, que podem ser usados em muitas receitas, inclusive os orientais como o shitake e o shimeji.

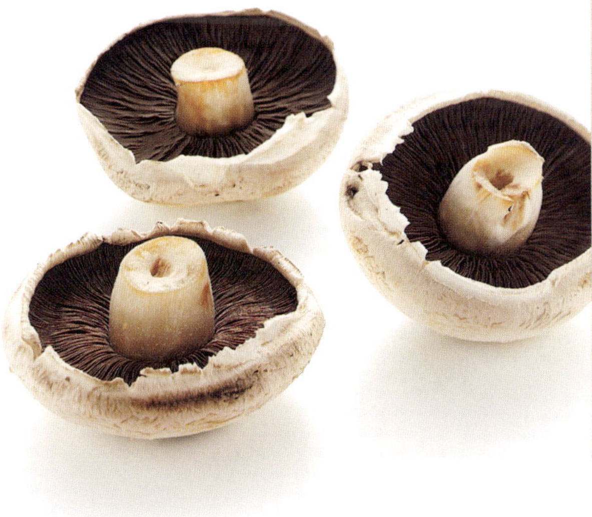

NUTRIENTES

Vitaminas B3, B5, ácido fólico; cálcio, ferro, zinco

SOPA DE COGUMELOS

2 colheres (sopa) de farinha de trigo integral ou sarraceno
1,2 litro de água
1 dente de alho amassado
1 colher (chá) de tomilho seco
1 colher (sopa) de azeite
175 g de cogumelos fatiados
175 g de ervilhas-tortas fatiadas
55 g de salsinha picada
2 colheres (sopa) de caldo de legumes em pó

Dissolva a farinha até formar uma pasta. Adicione o alho e o tomilho e aqueça em fogo brando. Coloque a água e o azeite aos poucos, sem parar de mexer. Junte o resto dos ingredientes e deixe ferver. Tampe e cozinhe em fogo brando por 20 min. Bata no liquidificador para obter um creme espesso.

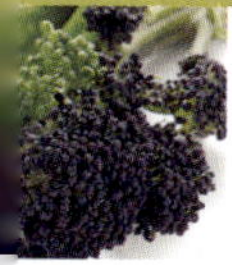

36 brócolis

NUTRIENTES
Vitaminas B2, B3, B5, C, betacaroteno, ácido fólico; cálcio, ferro, magnésio, fósforo, potássio, zinco; fibras

INFORMAÇÕES
- Os brócolis contêm muitos nutrientes. Escolha sempre os de cor mais forte, evitando os amarelados e murchos. Consuma-os em um dia ou dois após a compra e conserve na geladeira.
- São ricos em ácido fólico – cujos níveis freqüentemente se reduzem pela ingestão de anticoncepcionais, o que pode resultar em anemia.
- O ácido fólico promove a produção de serotonina, substância química que melhora o bem-estar, produzida naturalmente no organismo.
- O ideal é cozinhá-los levemente por apenas alguns minutos. O melhor método de preparo é a vapor, seguido por cozimento em pouca água.

Esta ótima fonte de nutrientes tem metade das fibras de um pão integral, com somente um décimo de suas calorias.

Rico tanto em antioxidantes quanto em fibras, o brócolis tem efeito purificante tanto para a digestão quanto para o fígado – o órgão mais importante para a desintoxicação. Se o fígado trabalha em plena potência, o organismo todo funciona melhor, aprimorando a absorção de nutrientes e eliminando os resíduos com maior eficiência, o que evita o acúmulo de toxinas e de gordura.

RISOTO DE BRÓCOLIS

1 colher (sopa) de azeite
1 cebola grande picada
1 dente de alho picado
100 g de arroz integral
2 colheres (sopa) de caldo de legumes em pó
175 g de brócolis separados em buquês

Aqueça o azeite numa panela grande e doure a cebola e o alho em fogo baixo. Agregue o arroz e cubra com o dobro do volume de água. Adicione o caldo de legumes em pó e cozinhe por 30 min (verifique as instruções no pacote do arroz). Adicione o brócolis e cozinhe por mais 5 min. Tempere a gosto e sirva com peixe ou carne.

O brócolis contêm várias vitaminas B, inclusive a B2, benéfica para a pele, cabelos e unhas, e a poderosa B5, que metaboliza a gordura em energia. Esta verdura verdadeiramente miraculosa fortalece o sistema imunológico, sendo conhecida por ajudar a prevenir o câncer do intestino devido ao sulforafane – substância desintoxicante.

O brócolis de talo macio é especialmente rico no antioxidante sulforafane.

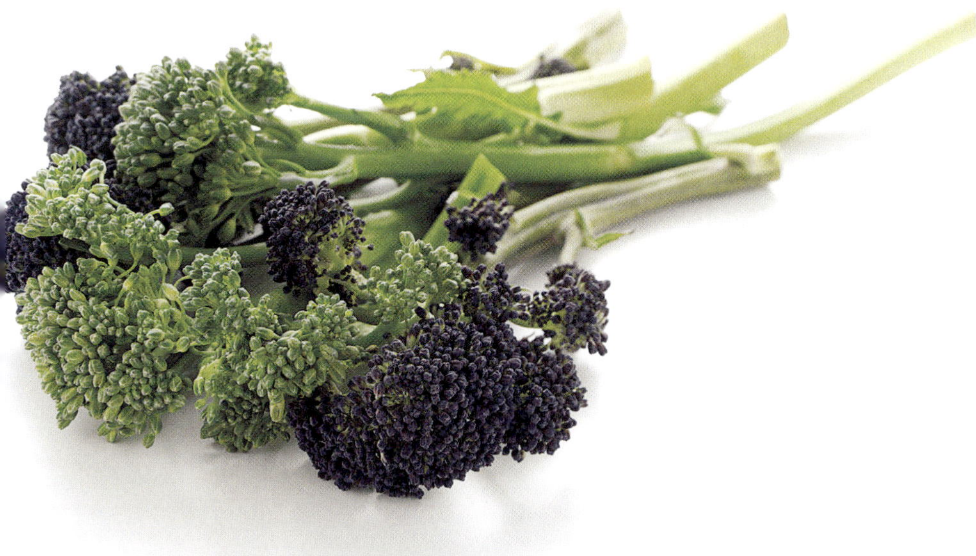

37

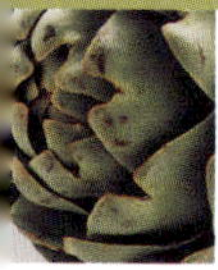

alcachofra

A alcachofra é um diurético fantástico.

Além de purificar o fígado, a alcachofra reduz o colesterol e estimula a vesícula biliar. Contém inulina, que mantém as bactérias benéficas do intestino. Ajuda a eliminar a celulite, especialmente quando usada em forma de suco, misturada com pimentão amarelo e salsinha.

NUTRIENTES
Vitaminas B3, C, K, betacaroteno, ácido fólico; cálcio, ferro, magnésio, fósforo, potássio, sódio; fibras; inulina

ALCACHOFRAS AO LIMÃO

4 alcachofras lavadas
2 colheres (chá) de mostarda em grãos
suco de 2 limões-sicilianos
2 colheres (sopa) de azeite

Retire os talos da alcachofra e corte as bases para que elas fiquem em pé. Corte as pontas das pétalas. Ferva numa panela grande durante 30-40 min. Quando esfriar o bastante para tocar, arranque as pétalas interiores para, então, com uma colher de chá, remover as fibras. Num jarro, misture a mostarda, o limão e o azeite e tempere a gosto. Despeje sobre o centro das alcachofras e sirva.

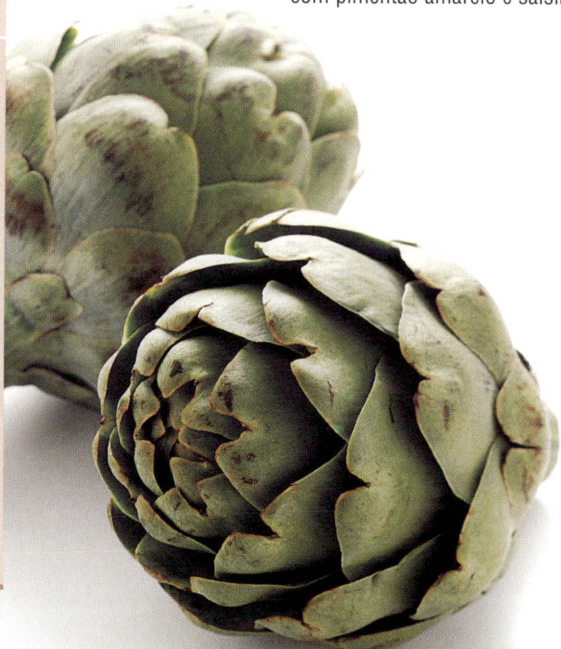

38

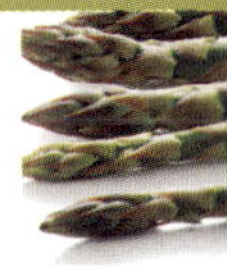

aspargo

Poderoso estimulante dos rins e do fígado, o aspargo combate a retenção de líquido e os gases.

Delicioso, o aspargo deve ser adquirido sempre fresco e cozido levemente para maximizar o sabor e os nutrientes. É um alimento que libera a energia vagarosamente, ajudando a estabilizar os níveis de açúcar no sangue, o que aplaca os acessos de gula. O aspargo é um laxante suave e auxilia na redução de inflamações.

NUTRIENTES

Vitamina C, K, betacaroteno, ácido fólico; fósforo, potássio, zinco; fibras

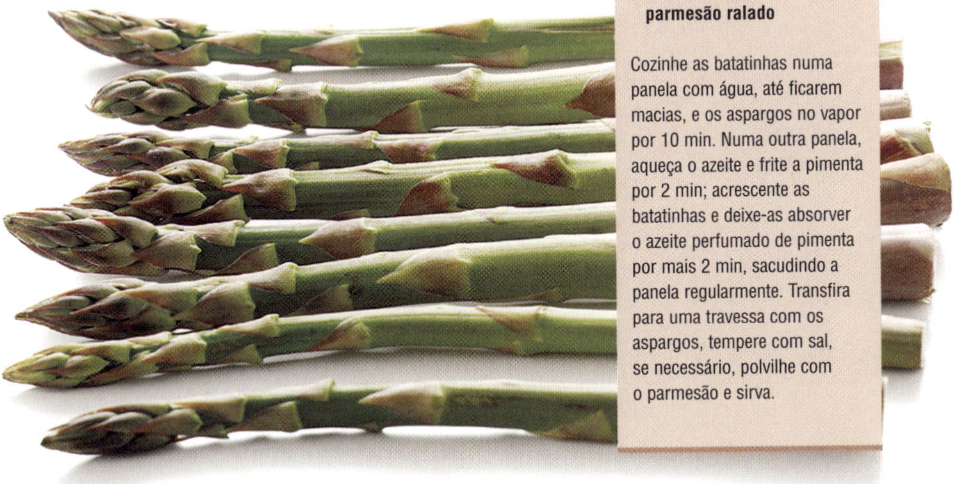

ASPARGOS COM BATATINHAS

225 g de batatas em conserva
10 aspargos limpos
1 colher (chá) de azeite
¼ colher (chá) de pimenta vermelha em pó
½ colher (chá) de parmesão ralado

Cozinhe as batatinhas numa panela com água, até ficarem macias, e os aspargos no vapor por 10 min. Numa outra panela, aqueça o azeite e frite a pimenta por 2 min; acrescente as batatinhas e deixe-as absorver o azeite perfumado de pimenta por mais 2 min, sacudindo a panela regularmente. Transfira para uma travessa com os aspargos, tempere com sal, se necessário, polvilhe com o parmesão e sirva.

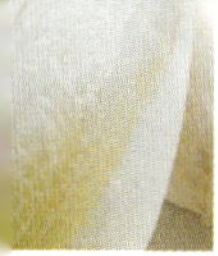

endívia

NUTRIENTES

Vitamina B1, betacaroteno, ácido fólico; ferro, fósforo, potássio, zinco; fibras

A endívia tem pouquíssimas calorias e um sabor levemente amargo.

Repleta de fibras, a endívia promove a eliminação de resíduos do organismo, assegurando a saúde digestiva. Contém vitaminas e minerais importantes para aumentar a imunidade, como a vitamina B1, que fornece energia. Consumida com um molho sem gordura, pode ser um ótimo lanche da manhã ou da tarde.

ENDÍVIA AO FORNO COM NOZES

4 endívias partidas ao meio
2 colheres (sopa) de azeite
sal e pimenta-do-reino
4 colheres (sopa) de nozes picadas

Coloque a endívia numa forma refratária, regue com o azeite, tempere e asse no forno preaquecido em 180°C por 20 min. Salpique as nozes por cima e sirva como acompanhamento para peixes.

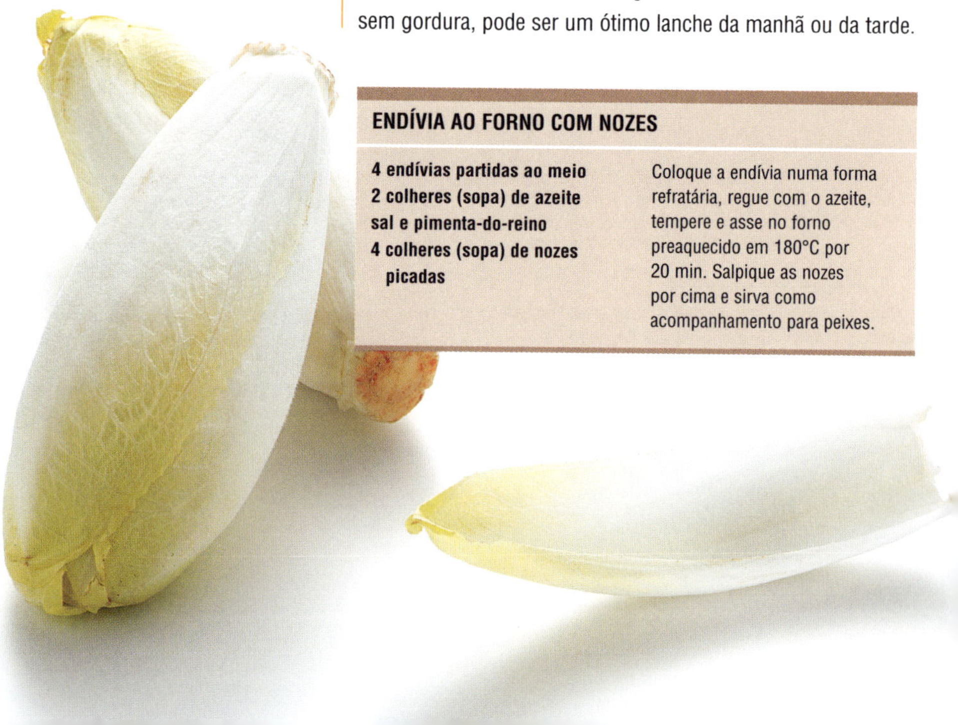

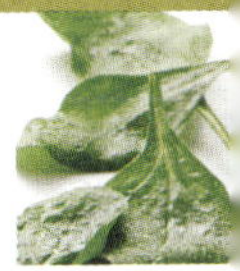

espinafre

Estas deliciosas folhas verdes liberam energia vagarosamente, prolongando a saciedade.

Um laxante natural, o espinafre auxilia a função hepática, neutralizando as toxinas de nosso organismo. As vitaminas B encontradas no espinafre fortalecem a imunidade, combatem a infecção e aumentam o nível de energia, diminuindo a fadiga e o estresse. O alto teor de potássio regula o nível de gordura no sangue.

NUTRIENTES

Vitaminas B2, B3, B6, C, K, betacaroteno, ácido fólico; cálcio, ferro, magnésio, potássio, zinco; fibras

O ácido oxálico contido no espinafre pode contribuir para a formação de pedras nos rins ou na vesícula.

SOPA DE ESPINAFRE

- **1 colher (sopa) de azeite**
- **2 maços de espinafre lavado**
- **6 talos de aipo fatiados**
- **2 colheres (sopa) bem cheias de caldo de vegetais em pó**
- **1 colher (sopa) bem cheia de ervas frescas (estragão, tomilho)**
- **1 colher (chá) de noz-moscada em pó**
- **4 colheres (sopa) de iogurte desnatado**

Aqueça o azeite numa panela grande e refogue o espinafre até murchar um pouco. Adicione água até quase cobrir as folhas, junte os outros ingredientes, com exceção do iogurte, e cozinhe em fogo baixo por 10 min. Bata no liquidificador para fazer um creme e sirva com o iogurte.

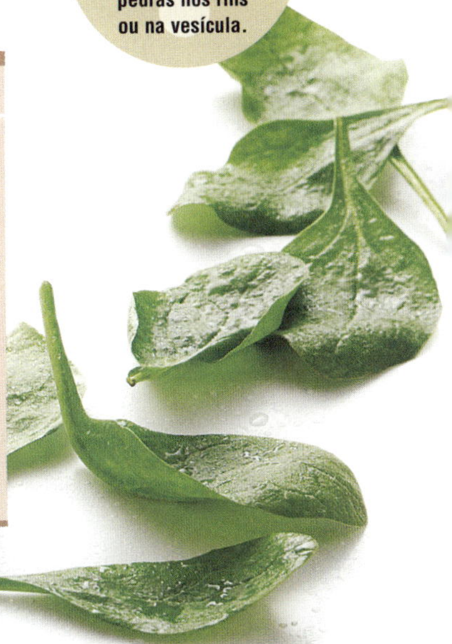

41

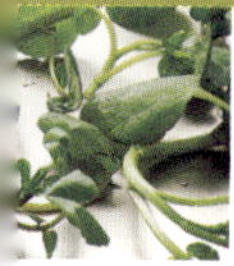

agrião

NUTRIENTES
Vitaminas B3, B6, C, E, K, betacaroteno, ácido fólico; cálcio, cobre, iodo, magnésio, fósforo, potássio, zinco; fibras; glucosinolatos

INFORMAÇÕES

- O agrião é famoso pelos efeitos terapêuticos na pele, combatendo problemas inflamatórios como o eczema e a psoríase.
- Diferente do espinafre, o zinco encontrado no agrião não contém ácido oxálico, portanto é adequado para pessoas com pedras nos rins ou na vesícula, ajudando até a dissolvê-las.
- Abaixa o colesterol e aumenta a energia, e é especialmente útil para os que sofrem de estresse ou têm baixa imunidade.
- Pode-se acrescentar um pouco de agrião aos sucos vegetais – combina com misturas à base de cenoura. Não exagere, ou o gosto picante trará lágrimas aos olhos!

Alimento dietético excepcional, este poderoso antioxidante purifica os rins, a vesícula e o sangue e aumenta o nível energético.

O agrião é altamente benéfico para a saúde, e melhor ainda se consumido cru. Tem altos níveis de vitaminas e quase nenhuma caloria; tonifica o sistema digestório, melhora a assimilação de nutrientes de outros alimentos e acelera o metabolismo reduzindo a absorção de gordura. Suavemente laxantes e diuréticas, essas folhas picantes estimulam o fígado, a vesícula biliar, o pâncreas, os rins e a bexiga, regulando os processos

SALADA DE DAMASCO E AGRIÃO

2 maços de agrião lavados
55 g de damascos secos
2 bandejas de salada mista
2 colheres (chá) de azeite
2 colheres (chá) de vinagre de vinho branco
2 talos de cebolinha picados
4 colheres (chá) de coentro fresco picado

Coloque os primeiros três ingredientes numa saladeira. Faça um molho com os ingredientes restantes, misturando-os num pote de vidro. Regue a salada com a mistura e sirva.

essenciais do organismo para o controle de peso. Por seu alto teor de iodo, o agrião contribui para a função da tireóide e melhora o metabolismo.

É rico em ácido fólico, que fortifica o sistema nervoso e as células sangüíneas da mãe e dos bebês durante a gestação, reduzindo o risco de defeitos congênitos em fetos. O alto nível de antioxidantes, glucosinolatos e fagócitos (glóbulos brancos desintoxicantes do sangue) aumenta a imunidade, reforçando a resistência a infecções e doenças.

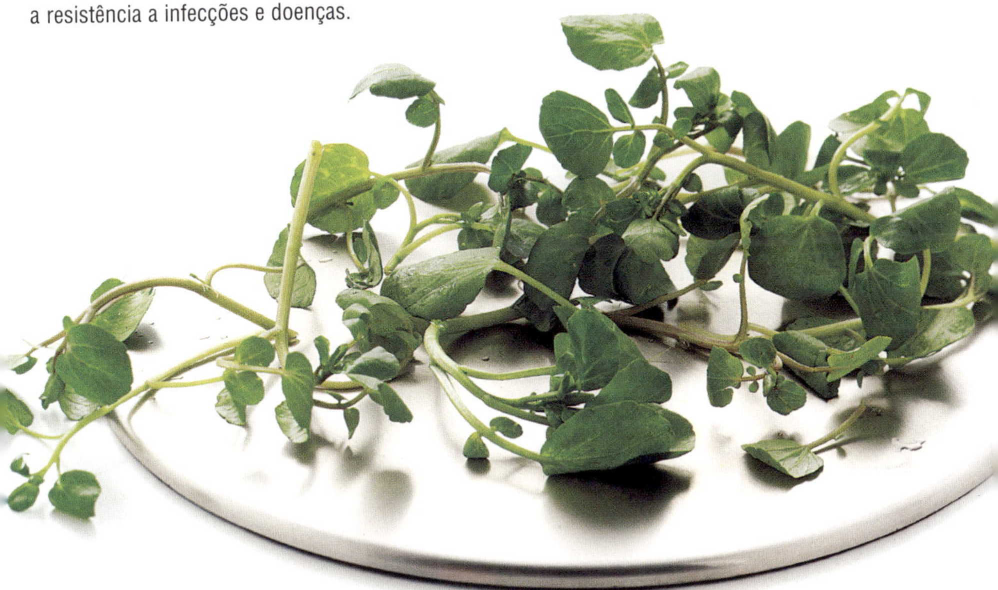

42

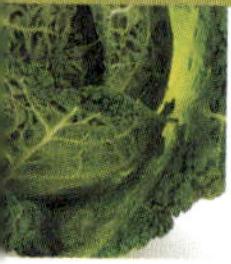

repolho

NUTRIENTES
Vitaminas C, E, K, betacaroteno, ácido fólico; cálcio, iodo, ferro, magnésio, fósforo, zinco; fibras

Poderoso desintoxicante, o repolho purifica o sistema digestório, especialmente o estômago e o cólon superior.

Conhecido como a base da sopa dietética devido às baixas calorias e baixo teor de gorduras, o repolho é muito benéfico para os que sofrem de constipação, já que promove as contrações do intestino e previne a auto-intoxicação que pode ocorrer quando os resíduos são reabsorvidos pelo organismo. A mais alta concentração de nutrientes se encontra no repolho verde, mas o roxo e o branco também são benéficos, principalmente se consumidos crus em saladas.

SALADA DE REPOLHO ROXO

500 g de repolho roxo picado fino
1 cebola roxa bem picada
2 cenouras cortadas em tiras
1 bulbo de erva-doce fatiado
2 colheres (sopa) de salsinha picada
6 colheres (sopa) de iogurte desnatado
1 colher (sopa) de vinagre de vinho branco
2 colheres (chá) de mostarda Dijon
1 colher (chá) de mel (opcional)
1 dente de alho esmagado
sal e pimenta-do-reino

Coloque os vegetais e a salsinha numa saladeira e misture bem. Para o molho, junte o restante dos ingredientes. Despeje-o uniformemente sobre a salada. Sirva em seguida.

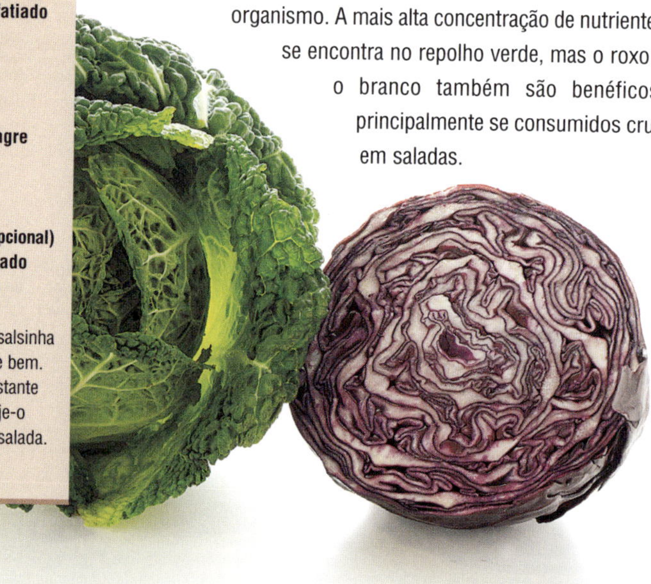

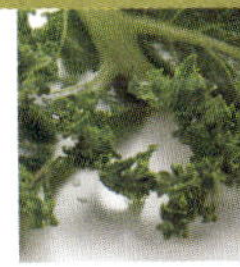

couve-lombarda

Pertencente à família do repolho, a couve-lombarda, assim como a couve-manteiga, é repleta de nutrientes.

A couve contém altos níveis de betacaroteno, que se converte em vitamina A, melhorando a imunidade, protegendo e fortalecendo o sistema respiratório e digestório e mantendo dentes, cabelo e ossos fortes. Muito benéfica para a pele, especialmente no tratamento de eczema e dermatites. É rica em água, o que a torna um alimento útil para a digestão e dietas, e seu glucosinolato estimula a desintoxicação.

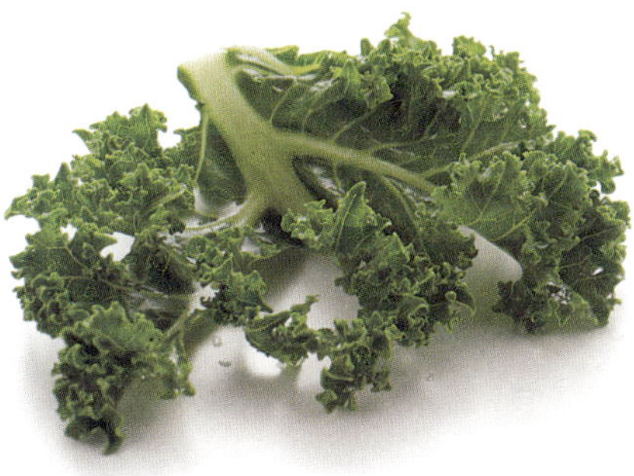

NUTRIENTES

Vitaminas B2, B3, C, E, K, betacaroteno, ácido fólico; ferro, magnésio, zinco; fibras; glucosinolatos

COUVE COM CASTANHAS

1 maço de couve
1 colher (chá) de azeite
2 colheres (sopa) de castanhas-de-caju, castanhas-do-pará e sementes de linhaça
sal e pimenta-do-reino

Lave e corte a couve. Aqueça o azeite numa frigideira grande e adicione a verdura. Tampe e deixe cozinhar em fogo brando até ficar macia. Tempere a gosto e misture as castanhas e sementes. Sirva como acompanhamento para carnes ou peixes.

44

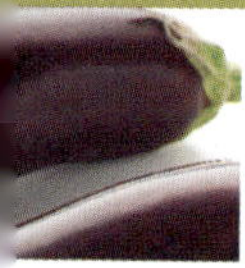

berinjela

NUTRIENTES
Betacaroteno, ácido fólico; ferro, fósforo; fibras

A versátil berinjela dá um delicioso sabor defumado a vários pratos e pode ser um ótimo lanche dietético.

Por ser geralmente preparada frita, em rodelas finas, absorvendo muito óleo, a berinjela é normalmente descartada pelas dietas. Mas, se cortada ao meio e assada com apenas um pouco de azeite, reduz-se a gordura, conservando o gosto inconfundível. Pertencente à família das solanáceas, deve ser evitada pelos portadores de osteoartrite, por aumentar a inflamação.

PATÊ DE BERINJELA

2 berinjelas
1 dente de alho amassado
2 colheres (chá) de suco de limão
2 colheres (chá) de azeite
sal e pimenta-do-reino
2 colheres (sopa) de salsinha picada

Fure a berinjela com um garfo diversas vezes, corte-a no meio e asse por 30 min (com a polpa para baixo) numa assadeira untada, em forno preaquecido a 190°C. Tire a pele e bata no liquidificador junto com os outros ingredientes. Sirva o patê com legumes crus, bolachas de aveia ou pão de centeio.

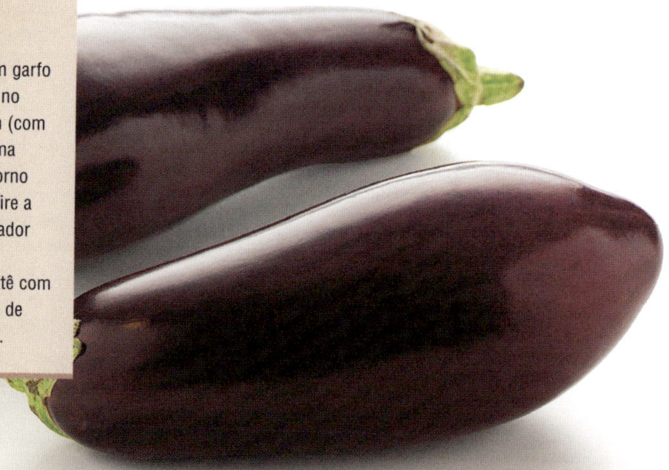

45

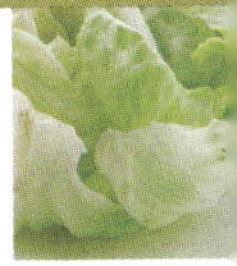

alface

O efeito profundamente diurético da alface ajuda a combater a retenção de líquido e os gases.

Devido às pouquíssimas calorias, a alface é conhecida como alimento dietético, mas tem mais a oferecer. Rica em antioxidantes, vitamina C e betacaroteno, beneficia a saúde enquanto se perde peso; seu teor de silício melhora a constituição dos ossos e o tecido conjuntivo.

NUTRIENTES

Vitamina B, C, betacaroteno, ácido fólico; cálcio, cobre, ferro, magnésio, fósforo, potássio, zinco; silício

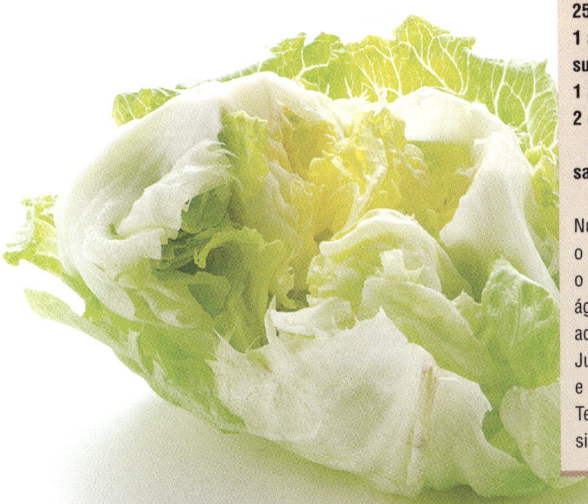

SOPA GELADA DE ALFACE E ABACATE

250 g de iogurte desnatado
1 abacate maduro
suco de 1 limão-siciliano
1 alface firme
2 colheres (sopa) de cebolinha picada
sal e pimenta-do-reino

Num processador, bata o iogurte, a polpa do abacate, o suco de limão e adicione água aos poucos, até a mistura adquirir consistência leitosa. Junte a alface e a cebolinha e processe até uniformizar. Tempere a gosto e sirva gelada.

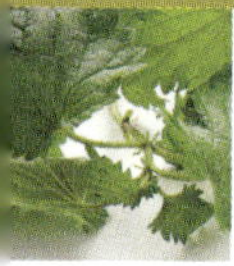

urtiga

NUTRIENTES
Vitaminas B1, B2, B3, B5, C, K, betacaroteno; cálcio, ferro, magnésio, potássio

O chá de urtiga é especialmente benéfico para aliviar a gota e a artrite.

Utilizada ao longo de séculos como purificador sangüíneo, a urtiga também limpa o fígado.

A planta picante tem poderosa ação diurética, o que a transforma em excelente remédio para gases e retenção de líquido. A urtiga estimula a função hepática, eliminando as toxinas e melhorando a circulação, regulando assim o metabolismo. Rica em antioxidantes, melhora a imunidade. A melhor maneira de consumi-la é em chás. Cuidado ao apanhá-la – não toque na urtiga sem luvas até fervê-la.

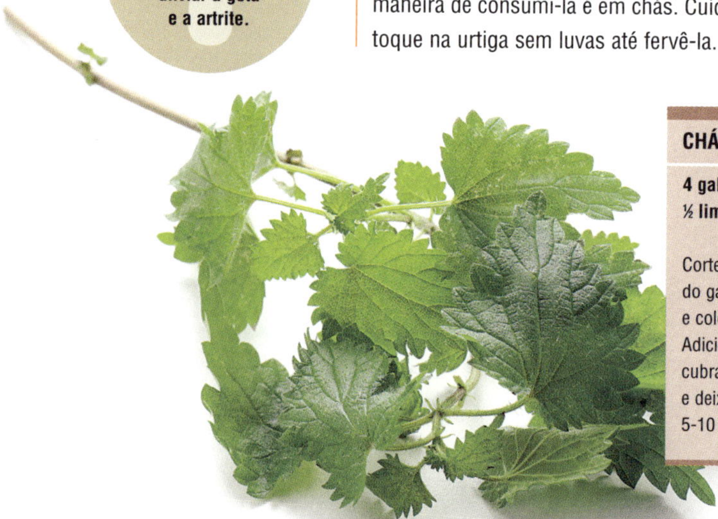

CHÁ DE URTIGA

4 galhos de urtiga
½ limão

Corte as pontas (uns 7,5 cm) do galho de urtiga, lave-o e coloque numa chaleira. Adicione o suco de limão, cubra com água fervente e deixe repousar por 5-10 min. Coe e beba.

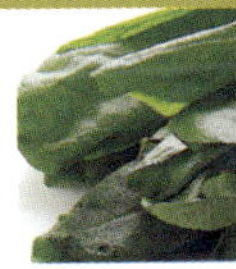

azedinha

Um remédio tradicional para problemas digestivos, esta verdura de gosto acentuado está de volta.

A azedinha, cujo gosto lembra o limão, combina bem com outras verduras, acentuando-lhes o sabor. Como outras hortaliças escuras, é rica em vitamina C e ferro. Usada em sopas e molhos, aumenta a imunidade e a resistência à infecção durante a dieta.

NUTRIENTES
Vitamina C, betacaroteno, ácido fólico; ferro

Prefira a azedinha francesa *(Rumex scutatus)* **à de jardim** *(Rumex acetosa)*, **de maior acidez.**

SALADA DE AZEDINHA

225 g de folhas de azedinha
225 g de alface crespa
225 g de tomates-cerejas
2 colheres (chá) de azeite
4 colheres (chá) de vinagre de vinho branco
2 dentes de alho bem picados
4 colheres (chá) de ervas mistas picadas

Lave as folhas e rasgue-as em tiras. Coloque-as numa saladeira com os tomates. Para o molho, misture bem os ingredientes restantes num pote e tempere a gosto. Espalhe sobre a salada, misture bem e sirva

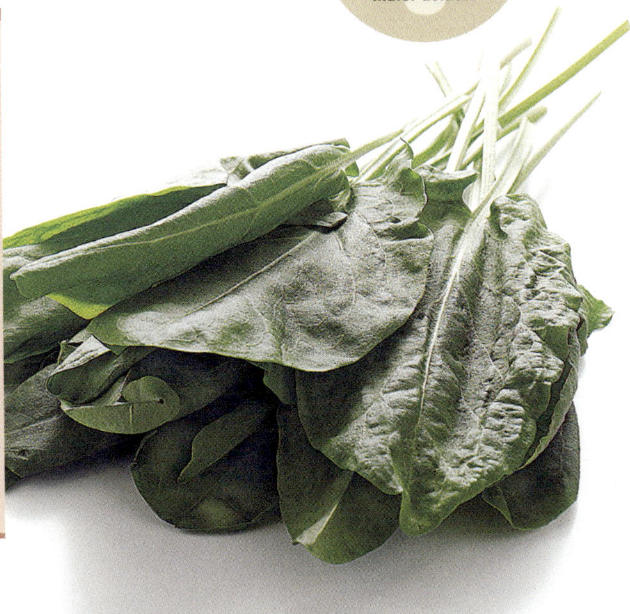

48

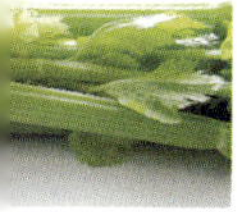

aipo

NUTRIENTES
Vitaminas B3, C, E, betacaroteno, ácido fólico; cálcio, potássio, sódio; fibras

SUCO DE AIPO

2 pequenos maços de agrião
1 aipo
2 pimentões amarelos sem sementes

Lave bem todos os vegetais, corte-os em pedaços pequenos e passe-os pela centrífuga. Beba imediatamente.

Extremamente pobre em calorias e excelente no combate à retenção de líquido, este alimento clássico da dieta é purificante e melhora a função renal.

O refrescante e crocante aipo mereceu a reputação de alimento dietético devido ao fato de gastarmos mais calorias para comer e digeri-lo do que o alimento realmente contém. Além disso, ele pode reduzir a quantidade de sal ingerida.

Graças a seu sabor levemente salgado, ele pode substituir o sal nas receitas. A maior parte das dietas contém muito sal,

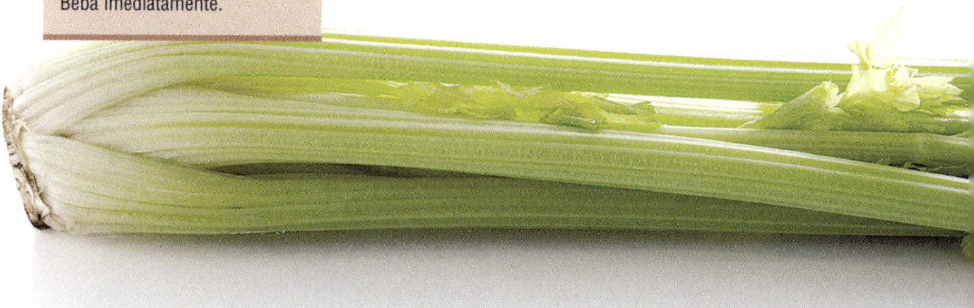

o que desequilibra a relação água-potássio-sódio do corpo, levando à retenção de líquido – maior inimiga da dieta –, além do aumento da pressão. O aipo ajuda a formar hemácias, importantes por remover resíduos do organismo. Misture aipo e pimentão amarelo para obter um excelente suco matinal, realmente purificante (veja a receita), ou então tente um suco combinado com tomate – praticamente um Bloody Mary!

INFORMAÇÕES

- O aipo traz alívio e benefícios em tempos de estresse.
- Os antigos gregos usavam as folhas em coroas para os atletas famosos; já os romanos o usavam como tempero.
- É refrescante no verão.
- O uso do aipo cru é algo recente. Até o séc. XVII, era usado como medicamento, sendo cozido antes de servir.

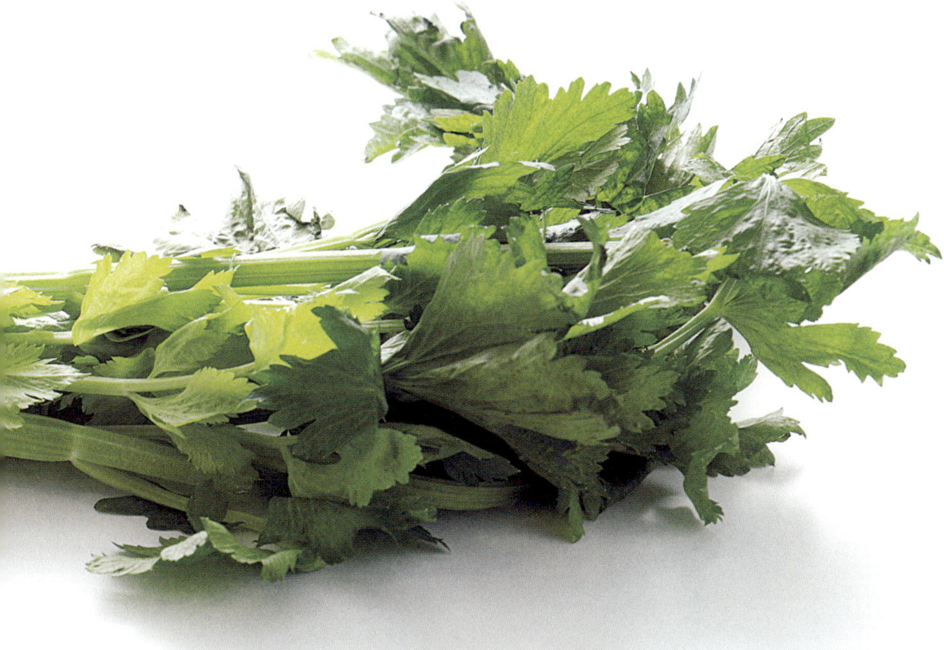

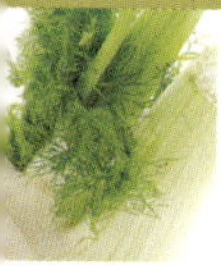

erva-doce

NUTRIENTES
Vitamina B6, C, ácido fólico; cálcio, ferro, magnésio, fósforo, potássio, zinco; fibras; fitoestrógenos.

Ótima para a digestão de gordura, a erva-doce estimula o metabolismo e regula os níveis de gordura no sangue.

Seu inconfundível gosto, que lembra o anis, aguça o sabor de qualquer prato, além de fazer um suco purificante, principalmente para o fígado e o sistema digestório. A erva-doce age limpando a pele, é um excelente diurético e ajuda a quebrar a gordura, liberando a água retida nas células adiposas do organismo.

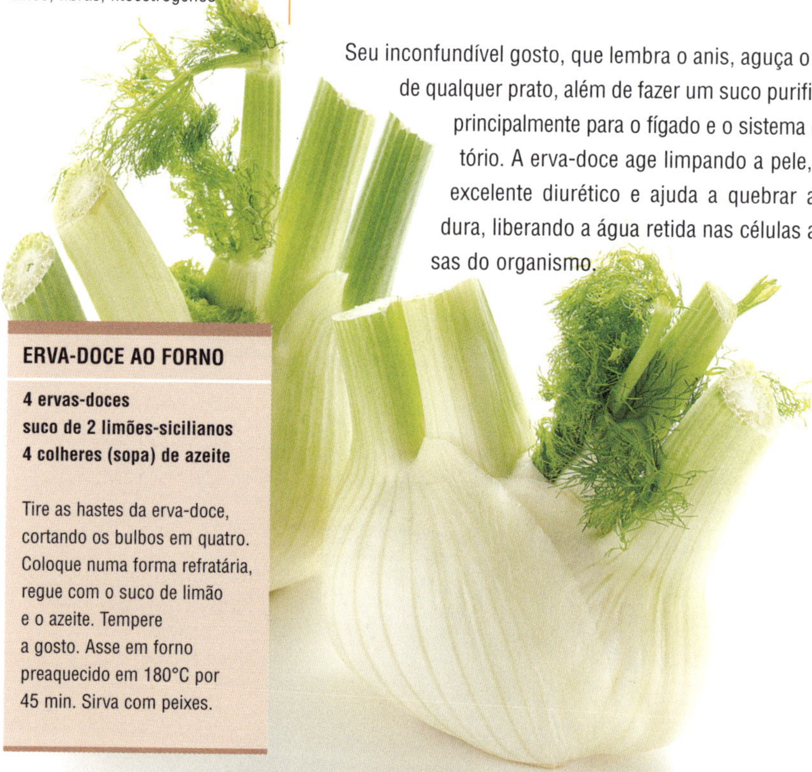

ERVA-DOCE AO FORNO

4 ervas-doces
suco de 2 limões-sicilianos
4 colheres (sopa) de azeite

Tire as hastes da erva-doce, cortando os bulbos em quatro. Coloque numa forma refratária, regue com o suco de limão e o azeite. Tempere a gosto. Asse em forno preaquecido em 180°C por 45 min. Sirva com peixes.

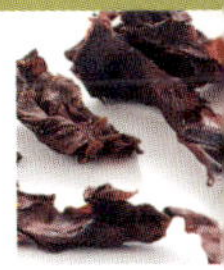

alga marinha

A alga e os vegetais marinhos contêm excelentes níveis de iodo, um mineral essencial que auxilia a função da tireóide, mantendo o metabolismo em ótimos níveis.

A alga marinha é um excelente desintoxicante que elimina os metais pesados do organismo. Seu alto teor mineral ajuda a manter a pressão sangüínea sob controle, auxilia os rins e o sistema nervoso, promove o crescimento celular e a formação de hemácias, melhorando a imunidade. Use-a em sopas ou seca, como guarnição.

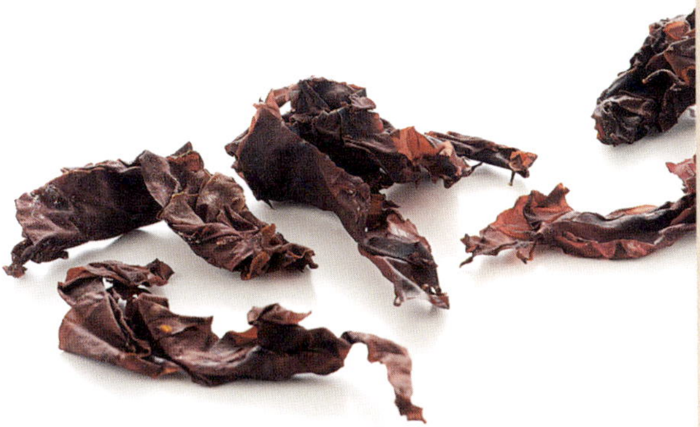

NUTRIENTES

Vitaminas B; cálcio, cobre, iodo, ferro, magnésio, fósforo, potássio, zinco; proteínas; silício

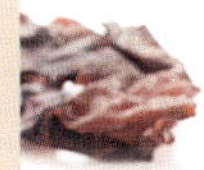

CALDO DE FEIJÃO E ALGAS MARINHAS

225 g de feijão-roxinho ou carioca
115 g de cevada
1 cebola fatiada
1 cenoura fatiada
2 talos de aipo fatiados
55 g de espinafre
55 g de alga marinha
1 colher (sopa) de missô (pasta de soja)
½ colher (chá) de sálvia
1 colher (chá) de cominho
1,2 litro de água
115 g de iogurte desnatado

Deixe o feijão e a cevada de molho. No dia seguinte, coloque todos os ingredientes numa panela e deixe ferver. Abaixe o fogo, tampe, deixando cozinhar por 45 min. Sirva com o iogurte.

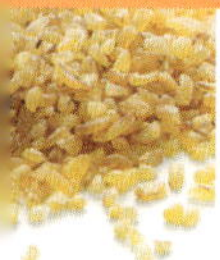

trigo-sarraceno

Grão de trigo crocante, com sabor de nozes, é um carboidrato complexo e uma rica fonte de fibras que deve ser incorporada à nossa alimentação.

NUTRIENTES
Vitaminas B1, B2, B3; cobre, ferro, magnésio, fósforo; fibras; proteína

O trigo-sarraceno foi quebrado, torrado e posto no vapor antes de ser comercializado, resultando em um delicioso sabor de nozes. Este grão é rico em fibras, melhora a digestão e libera a energia vagarosamente, estabilizando o açúcar no sangue e evitando a gula. Ajuda a reduzir o colesterol e protege contra infecções.

TABULE

225 g de trigo sarraceno
uma pitada de sal
1 pepino fatiado
4 cebolinhas picadas
4 tomates picados
8 colheres (sopa) de salsinha picada
2 colheres (sopa) de azeite
2 colheres (chá) de suco de limão

Cubra o trigo com água fervente (aproximadamente 125 ml) e deixe em repouso por 30 min. Quando esfriar, misture-o com o pepino, a cebolinha, o tomate, a salsinha, o azeite e o limão. Acrescente sal e pimenta-do-reino a gosto. Para incrementar, experimente adicionar alguns camarões.

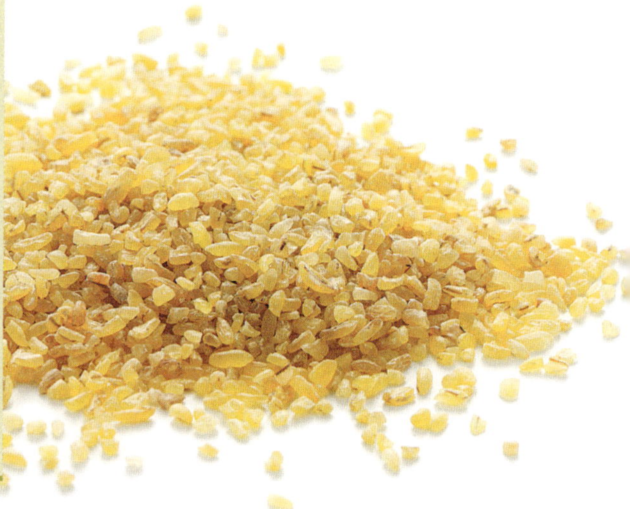

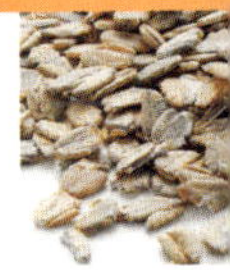

centeio

Este grão energético é extremamente purificante para o organismo todo, especialmente o fígado.

O centeio, tal como a aveia, é muitas vezes tolerado por aqueles que não podem ingerir trigo. Tem mais fibras e menos glúten e satisfaz mais, sendo uma excelente escolha para quem sente fome a toda hora. O pão de centeio é uma ótima opção para o almoço de dieta, pois libera energia vagarosamente, evitando os acessos de gula da tarde.

NUTRIENTES

Vitaminas B1, B2, B3, B5, B6, B9, B12, E; cálcio, ferro, magnésio, manganês, fósforo, potássio, zinco; fibras; proteína

CANAPÉS DE SARDINHA

225 g de sardinhas em lata
2 talos de cebolinha picados
2 colheres (sopa) de suco de limão-siciliano
2 colheres (sopa) de salsinha picada
pimenta-do-reino a gosto
8 fatias de pão de centeio

Usando um garfo, amasse as sardinhas com os próximos quatro ingredientes numa tigela. Passe nos quadradinhos de pão e sirva com uma salada de agrião.

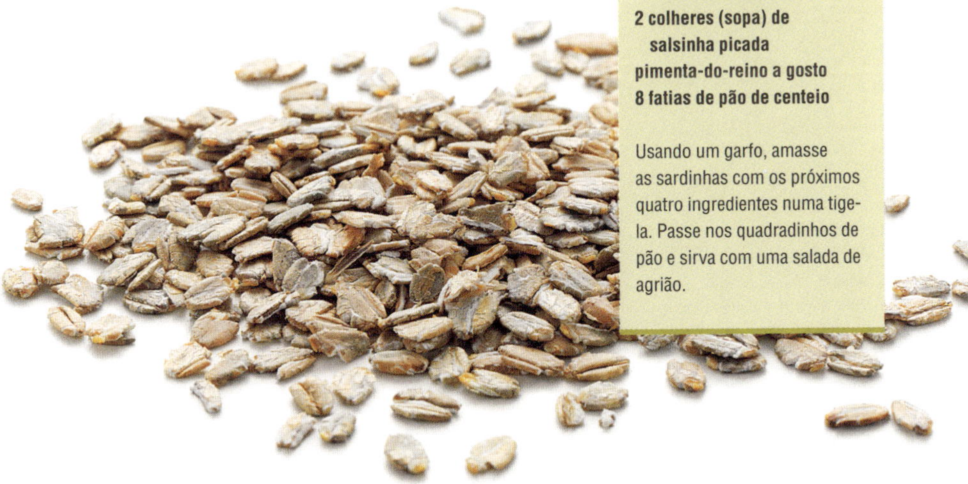

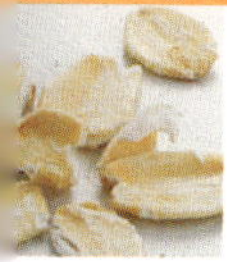

aveia

NUTRIENTS
Vitaminas B1, B2, B3, B5, E, ácido fólico; cálcio, ferro, magnésio, fósforo, selênio, sílica; fibras; proteína

MUSLI

8 colheres (sopa) de aveia para mingau
8 colheres (sopa) de uvas-passas
8 colheres (sopa) de suco de maçã ou abacaxi
2 maçãs ou peras
4 colheres (sopa) de nozes diversas picadas
1 colher (chá) de gengibre ralado
8 colheres (sopa) de iogurte desnatado

Deixe a aveia e as passas de molho no suco de frutas. Na manhã seguinte, rale as maçãs ou peras e junte-as à aveia com as nozes e o gengibre. Coloque o iogurte por cima e sirva. Se quiser variar, junte outras frutas picadas de sua escolha.

Um dos grãos mais nutritivos, a aveia é rica em proteína e minerais, e contém fibra solúvel que ajuda o sistema digestório a trabalhar de maneira ideal.

A aveia reduz a absorção de carboidratos pela corrente sangüínea, estabilizando o nível de açúcar no sangue e combatendo a fome e os acessos de gula. Ajuda a controlar as mudanças de humor, principalmente as associadas à TPM, por estabilizar o nível de estrogênio e reduzir a retenção de líquidos.

A fibra solúvel da aveia reduz o colesterol e a pressão sangüínea, melhorando a saúde do coração. A aveia estimula a tireóide, que produz hormônios que regulam o processamento de alimentos em energia.

Produzindo bolo alimentar, a aveia melhora a digestão, evitando ou aliviando a prisão de ventre. Ao mesmo tempo, é benéfica especialmente para os portadores de gastrite ou síndrome do intestino irritável e, por arrastar alimentos e carcinógenos através do intestino, ajuda a prevenir o câncer nesse órgão. Escolha sempre a aveia em flocos ou em farelo em vez das variedades instantâneas para mingau (um ótimo café-da-manhã quando preparado com leite desnatado), pois ela não passou pelo processo de refinamento e não perdeu nenhuma das propriedades nutritivas. Pode ser consumida crua ou cozida, e as bolachas de aveia são um lanche ótimo para a dieta. Serve como substituto para quem tem intolerância ao trigo. Entretanto, os que sofrem da doença celíaca devem evitar o glúten, não consumindo aveia, cevada ou centeio, além do trigo.

INFORMAÇÕES

- A aveia é famosa por seu efeito tranqüilizante e relaxante: um costume popular para combater a insônia aconselha dormir com travesseiro recheado de aveia.
- Ajuda a fortificar os ossos, dentes e tecido conjuntivo, sendo boa para convalescentes, especialmente após o parto, por ajudar a tonificar o útero.

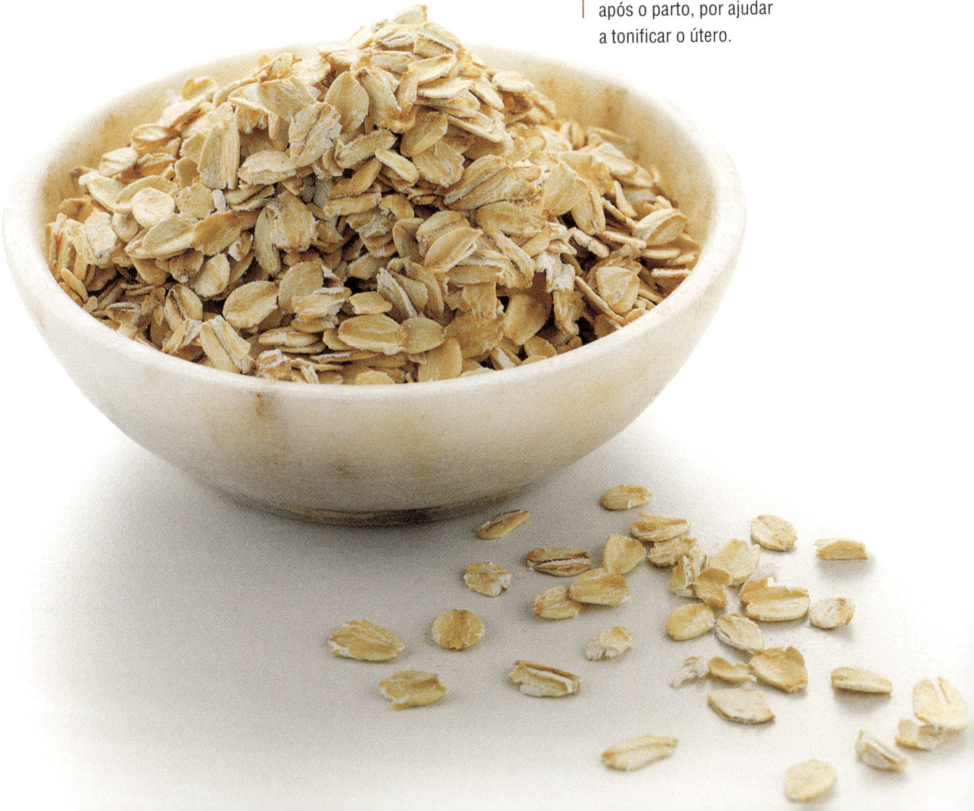

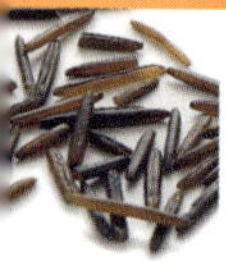

arroz selvagem

NUTRIENTES
Vitamina E; iodo, potássio, selênio; fibras; proteína; triptofano

Rico em fibra e proteína, e com baixo teor de gorduras, o arroz selvagem não é arroz, mas um grão, *Zizania aquatica*.

O arroz selvagem tem sabor delicado que lembra o de nozes e pode ser servido só ou com arroz integral. É fonte de fibra e proteína e contém o aminoácido triptofano, que é um sedativo natural, útil para insônia e para melhorar o humor naturalmente. O aumento de nível de triptofano alivia os sintomas de depressão, ansiedade e TPM.

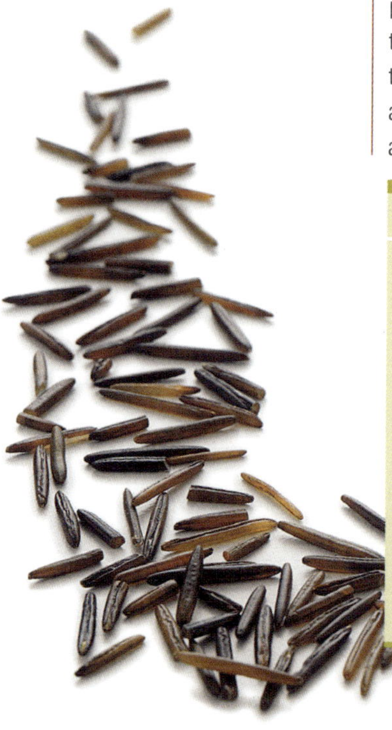

RISOTO DE CAMARÕES

2 colheres (sopa) de azeite
2 punhados de vegetais picados (pimentão, erva-doce, aipo, abobrinha, cenoura)
115 g de arroz selvagem
115 g arroz integral
250 g de camarões cozidos e descascados
2 colheres (sopa) bem cheias de ervas frescas picadas (salsinha, coentro, manjericão, estragão)
sal e pimenta-do-reino

Aqueça 1 colher (sopa) do azeite numa panela e frite os vegetais por 10 min. Em outra panela, aqueça o restante do azeite e frite o arroz por 2 min. Adicione 300 ml de água fervente, deixe ferver, abaixe o fogo e cozinhe até ficar macio (verifique as instruções no pacote). Acrescente as ervas e o tempero, agregue os vegetais e os camarões e sirva.

55

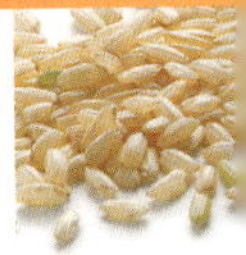

arroz integral

O arroz integral é uma escolha mais apropriada para a dieta do que o branco, por liberar carboidratos vagarosamente, estabilizar o açúcar no sangue e ajudar a evitar acessos de gula.

Repleto de proteína e fibra dietética, o arroz integral é um excelente purificante e regulador do trato digestivo. Reduz a retenção de líquido e outros efeitos colaterais da TPM, como a sensibilidade nas mamas, e é rico em vitaminas B, que aumentam a imunidade. Os benefícios do arroz integral não param aí: não só é mais nutritivo do que o branco, sacia mais, de modo que porções menores serão suficientes.

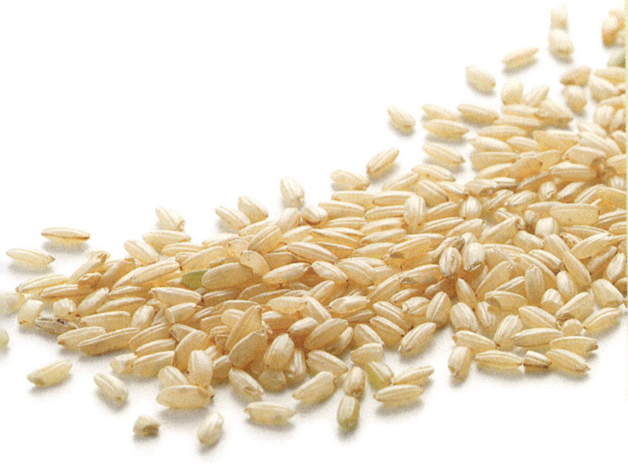

NUTRIENTES
Vitaminas B3, B5, B6, ácido fólico; cálcio, ferro, magnésio, manganês, fósforo, potássio, zinco; fibras; proteína

KEDGEREE (ARROZ COM PEIXE À INDIANA)

350 g de hadoque defumado
1 cebola picada
½ colher (chá) de coentro
½ colher (chá) de cominho
1 colher (chá) de cúrcuma
¼ colher (chá) de pimenta-de-caiena
1 colher (sopa) de azeite
100 g de arroz integral
2 colheres (sopa) de salsinha picada

Deixe o hadoque de molho em água fervente por 15 min, escorra e tire as escamas. Refogue a cebola e os condimentos no azeite. Junte o arroz e 400 ml de água fervente e deixe cozinhar em fogo brando por 30-40 min. Adicione o peixe e a salsinha e sirva.

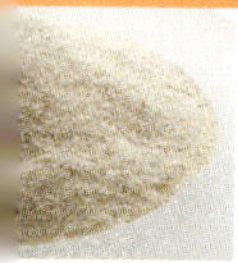

psílio

NUTRIENTES
Cálcio, magnésio, fósforo, potássio, zinco; fibras

Como alternativa para as bebidas feitas da casca de sementes, pode-se comprar psílio em cápsulas em lojas de produtos naturais.

Laxante poderoso, durante séculos o psílio foi usado na Índia para promover a saúde digestiva.

O psílio é obtido da planta *Plantago ovata* e usa-se a casca triturada da semente. É excelente para limpar o intestino e combater infecções por bactérias e fungos. Polvilhe uma colher de sopa sobre sopas e saladas ou, em caso de prisão de ventre persistente ou intoxicação, utilize-o diariamente. Enquanto estiver ingerindo psílio contra constipação, beba oito copos grandes de água por dia.

SUCO DE PSÍLIO

1 colher (sopa) bem cheia de psílio
um copo grande de água

Dissolva bem o psílio na água e beba imediatamente (antes que solidifique). Beba outro copo de água.

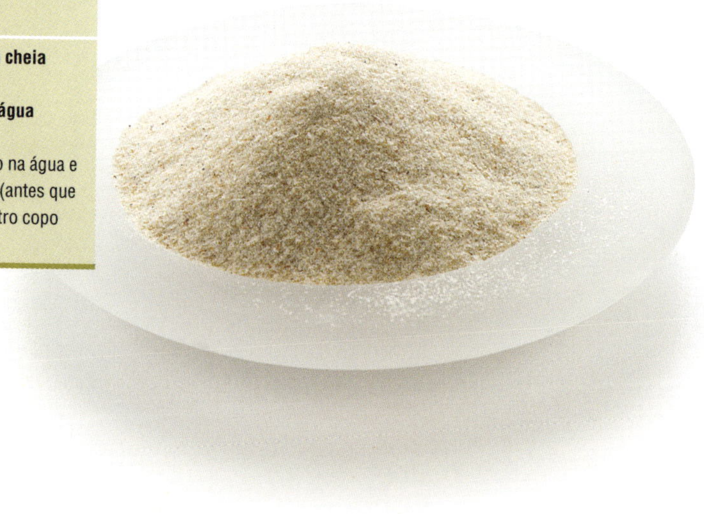

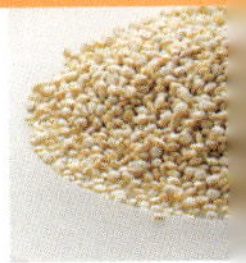

quinua

Proteína vegetal perfeita que libera energia vagarosamente, esta semente sul-americana é usada cada vez mais em dietas.

A quinua é um grão delicioso, originário dos Andes, de fácil digestão para quem tem intolerância ao trigo ou doença celíaca. Repleta de proteína vegetal, fornece mais cálcio do que leite e contém todos os oito aminoácidos. É rica em lisina, que combate infecções virais. Por liberar carboidratos lentamente, a quinua regula o açúcar no sangue, as mudanças de humor e os acessos de gula.

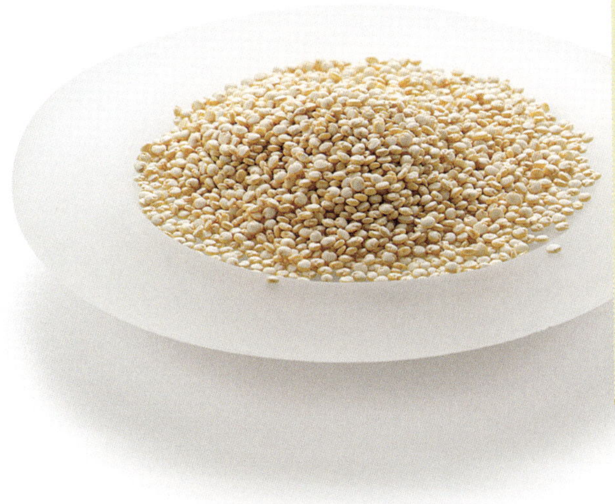

NUTRIENTES

Vitaminas B3, B5, B6, ácido fólico; cálcio, ferro, magnésio, manganês, fósforo, potássio, zinco; fibras; lisina; proteína

QUINUA COM LEGUMES

225 g de quinua
2 colheres (sopa) de caldo de vegetais em pó
2 colheres (sopa) de azeite
2 cebolas picadas
2 dentes de alho amassados
2 pimentões verdes sem sementes cortados em cubos
225 g de abobrinhas fatiadas
225 g de tomates picados

Coloque a quinua e o caldo numa panela com 300 ml de água; deixe ferver e abaixe o fogo, cozinhando por 15 min. Aqueça o azeite em outra panela e frite a cebola, o pimentão e o alho por 2 min. Agregue os vegetais restantes e cozinhe por mais 2 min. Misture bem com a quinua e tempere a gosto.

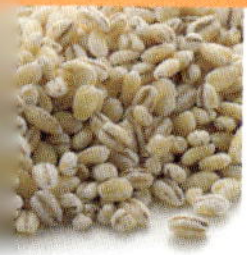

cevada

NUTRIENTES

Vitaminas B1, B2, B3, B5, B6, B9, B12, E, ácido fólico; cálcio, ferro, magnésio, manganês, fósforo, zinco; fibras; proteína

A cevada tem carboidratos complexos e é um dos alimentos que libera energia devagar, evitando crises de gula e desejos por comida.

Um laxante suave que alivia e estabiliza a digestão, a cevada sacia e aquece – é especialmente boa para as sopas no inverno, quando se quer conservar o nível de energia alto sem ganhar peso. Deve ser deixada de molho de véspera antes do uso.

CALDO DE CEVADA E FEIJÃO

225 g de feijão (azuqui, fradinho ou comum)
225 g de cevada
2 cebolas grandes picadas
4 cenouras picadas
4 talos de aipo picados
175 g de espinafre
4 colheres (sopa) de molho de tomate
2 colheres (sopa) de missô
1 colher (chá) de sálvia
1 colher (sopa) de cominho
4 colheres (sopa) de iogurte desnatado

Deixe o feijão e a cevada de molho. No dia seguinte, ferva 1,2 l de água com os outros oito ingredientes. Abaixe o fogo e cozinhe por 45 min. Sirva com o iogurte.

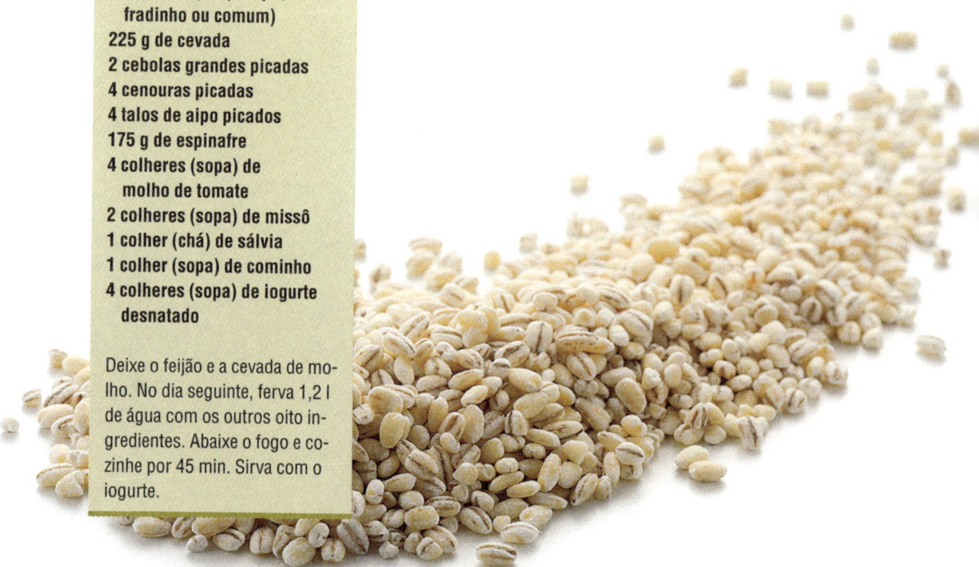

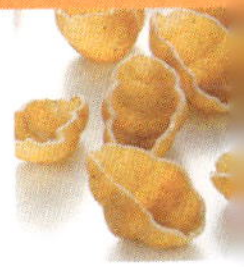

macarrão integral

Este carboidrato de liberação lenta de energia compõe uma dieta nutritiva – ótima notícia para os amantes de massas.

As massas são evitadas em dietas, mas geralmente o problema é o molho. Prefira o macarrão integral (há também tipos sem farinha de trigo), que contém mais nutrientes que a massa branca e, como se trata de um produto menos refinado, é mais difícil de digerir e absorver como gordura. Por ser rico em fibras, a absorção de açúcar é inibida, além de dar maior saciedade; portanto, é ingerido em menor quantidade que a massa branca.

NUTRIENTES

Vitaminas B3, B5, B6, ácido fólico; cálcio, ferro, magnésio, manganês, fósforo, potássio, zinco; fibras; proteína

MASSA COM MOLHO DE TRÊS ERVAS

300 g de macarrão integral
1 colher (sopa) azeite
1 dente de alho picado
2 punhados de manjericão, salsinha e estragão picados
2 colheres (sopa) caldo de vegetais em pó
sal e pimenta-do-reino

Ferva a massa em água levemente salgada, até ficar al dente. Enquanto isso, bata o azeite, o alho, as ervas, o caldo e os condimentos num liquidificador para obter um molho uniforme. Escorra a massa e passe para uma tigela. Coloque o molho por cima e misture para servir.

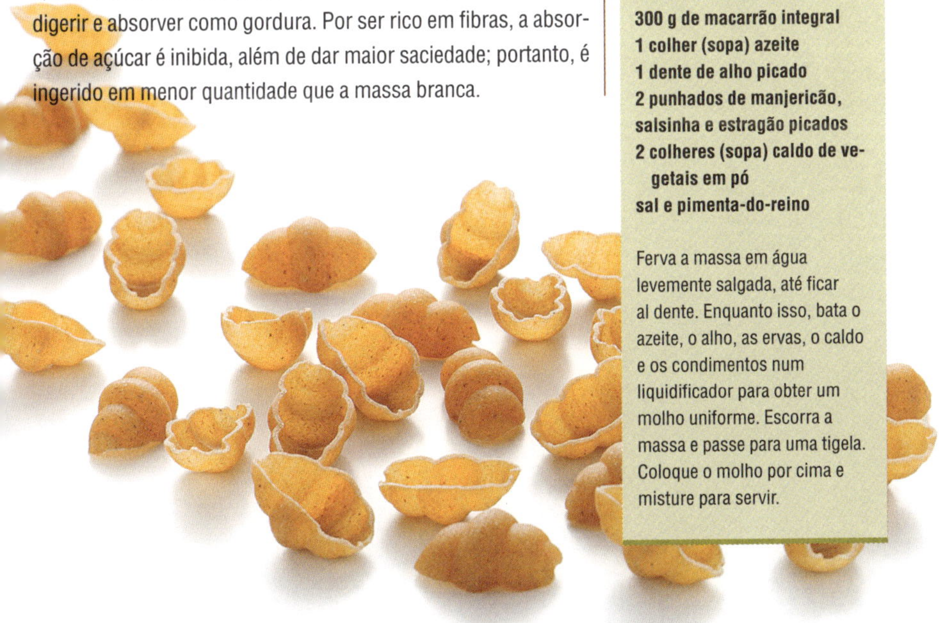

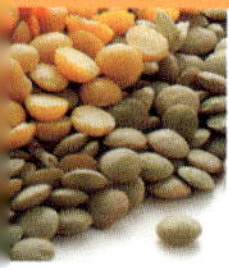

lentilhas

NUTRIENTES

Vitaminas B3, B5, B6, B9, ácido fólico; cálcio, ferro, magnésio, manganês, potássio, fósforo, selênio, zinco; fibras; proteína

INFORMAÇÕES

- A lentilha tem ação antiinflamatória; é especialmente útil em casos de artrite reumatóide.
- Há crescentes hipóteses de que a lentilha diminua o risco de câncer de mama e proteja contra fibromas (tumores benignos no útero, mais comuns em mulheres que jamais deram à luz, na pré-menopausa, acima dos 35 anos).
- Alivia os sintomas da menopausa, como os calores, suores noturnos e é freqüentemente recomendada pelos naturopatas como alternativa para a terapia de reposição hormonal.

Repleta de proteína e vitaminas B, a lentilha é um dos melhores alimentos para estabilizar o açúcar no sangue e elevar o nível de energia.

Rica em minerais e fibra, a lentilha é um excelente limpador intestinal, aumentando as bactérias benéficas que ajudam na digestão. É um elemento essencial nas dietas desintoxicantes, purificando o sangue e baixando os níveis do "mau" colesterol (LDL). Por conter diversas vitaminas do complexo B, tem efeito estabilizador na pressão sangüínea.

SOPA DE AIPO COM LENTILHAS

1 colher (sopa) de azeite de oliva
1 cebola picada
2 dentes de alho amassados
225 g de lentilhas
1 colher (sopa) de caldo de vegetais em pó
1 aipo picado
suco de 1 limão-siciliano
sal e pimenta-do-reino

Aqueça o azeite numa panela e doure a cebola e o alho por 2 min, adicionando 1,2 litro de água, as lentilhas e o caldo. Deixe ferver e coloque o aipo. Abaixe o fogo, tampe, deixando apurar por 20 min, mexendo e checando o nível da água. Agregue o limão e tempere com pimenta-do-reino e um pouco de sal, se necessário. Mantenha na geladeira e consuma em até 2 dias, ou congele.

A lentilha é uma ótima fonte de proteína e ferro, importante para a produção de energia e para o metabolismo, o que a torna um alimento ideal para vegetarianos ou para quem quer diminuir o consumo de proteína animal. Libera vagarosamente o açúcar natural, sendo assim um bom exemplo de carboidrato complexo, fornecendo energia constante de queima lenta, evitando o sobe-e-desce de açúcar no sangue e as mudanças de humor.

A lentilha contém fitoestrogênios que ajudam a estabilizar a menstruação irregular e a TPM.

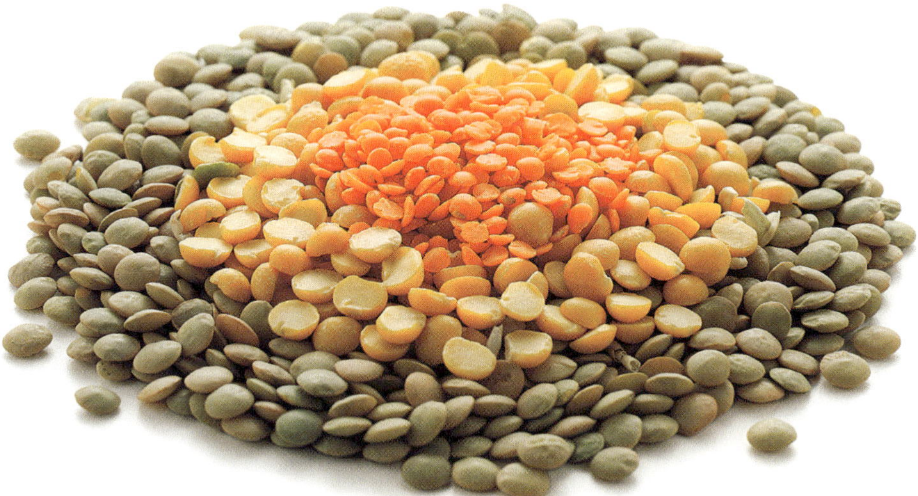

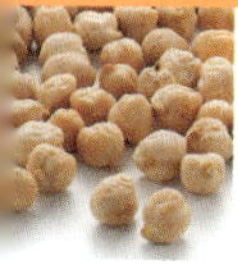

grão-de-bico

Rico em fibra, o grão-de-bico é fantástico para a saúde do sistema digestório.

NUTRIENTES
Vitaminas B1, B2, B3, B5, E; ácido fólico; cálcio, ferro; magnésio, manganês, fósforo, potássio, zinco; fibras; proteína

Alimento excelente para liberar a energia aos poucos, é rico em nutrientes, particularmente no antioxidante vitamina E, que ajuda a proteger o organismo contra infecções enquanto se segue a dieta. Pode-se usar em sopa e ensopado, mas o homus, o patê grego feito de grão-de-bico, é um alimento delicioso para a dieta. É nutritivo, versátil e pode ser usado como molho de salada, lanche ou refeição. Espalhe em bolachas de aveia ou use como molho para vegetais crus como cenoura, aipo, pepino, abobrinha e pimentões.

HOMUS

225 g de grão-de-bico
4 colheres (sopa) de tahine
4 dentes de alho picado
suco de 2 limões-sicilianos
2 colheres (chá) de cominho em pó
4 colheres (sopa) de salsinha picada

Deixe o grão-de-bico de molho. No dia seguinte, escorra-o, coloque numa panela e cubra com água. Deixe ferver, abaixe o fogo e cozinhe por 2 h ou até amaciar. Escorra-o, reservando 125 ml do líquido. Bata todos os ingredientes (incluindo o líquido reservado) num liquidificador até ficar cremoso. Tempere com pimenta-do-reino.

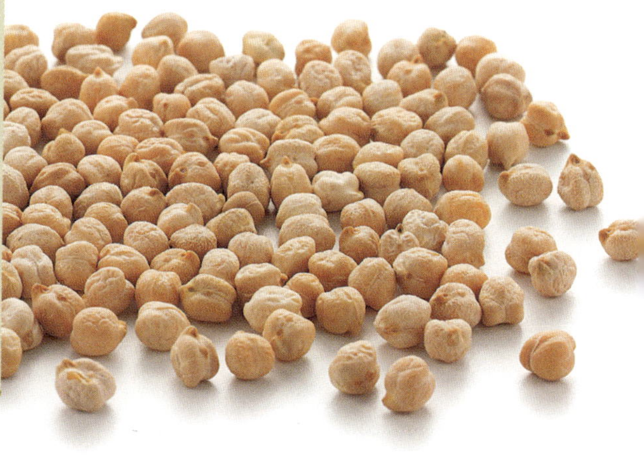

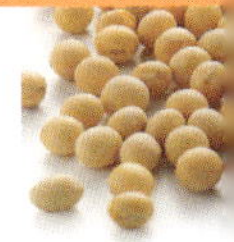

soja

O mais nutritivo de todos os grãos, a soja contém ômega-3 e aminoácidos, além de fitoestrogênio, proteína, minerais e vitaminas.

A soja é um dos alimentos mais versáteis. Pode ser encontrada na forma de grãos, leite, missô, iogurte, tofu e shoyu. Rica em fibra, a soja ajuda a prevenir ou aliviar a constipação. Libera a energia vagarosamente, mantém o equilíbrio de açúcar no sangue e evita os acessos de fome e desejos por alimento. Devido aos altos níveis de fitoestrogênio (substância química que funciona como o hormônio estrogênio), a soja ajuda a combater tumores hormonais como o câncer de mama, cervical, dos ovários e de próstata.

NUTRIENTES

Vitaminas B2, B6, C, E, ácido fólico; cálcio, ferro, magnésio, manganês, fósforo, zinco; fibras; ácidos graxos ômega-3; fitoestrogênio; proteína

MOLHO DE SOJA

O molho de soja, ou shoyu, é um molho fermentado naturalmente, feito de grãos de soja que não contêm açúcar e aditivos freqüentemente encontrados em molhos de soja normais. Tem também um sabor mais acentuado.

185 ml/¾ xícara de azeite
2 colheres (sopa) de shoyu
suco de 1 limão-siciliano
2 dentes de alho amassados
pimenta-do-reino em pó

Coloque todos os ingredientes num vidro com tampa de rosca e chacoalhe bem. Este molho substancial pode ser mantido na geladeira por até 2 semanas.

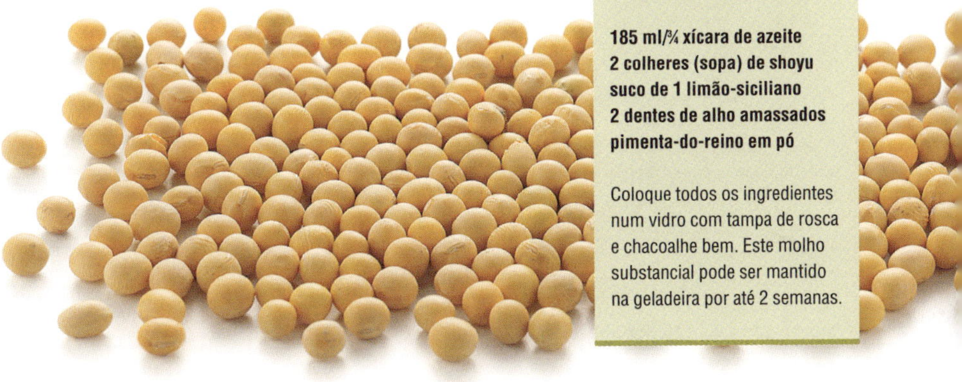

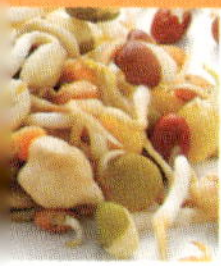

brotos

Os brotos de grãos e sementes trazem enormes benefícios nutricionais, além de dar um sabor saudável, de poucas calorias, a vários pratos. Você pode obter esses brotos em casa.

NUTRIENTES
Vitaminas B3, B6, C, E, betacaroteno; ácido fólico; ferro; proteína

Quando uma semente brota, seu conteúdo vitamínico aumenta em até 2000% em apenas alguns dias. De fácil digestão e absorção, é um bom substituto para molhos calóricos de saladas. Adquira sementes como gergelim, abóbora, soja, feijão-azuqui, alfafa, grão-de-bico e lentilhas e adicione às saladas, sopas e refogados.

COMO OBTER BROTOS EM CASA

sementes de sua escolha
borrifador

Coloque alguns punhados de sementes numa tigela, cubra com água e deixe em repouso por uma noite. No dia seguinte, descarte a água e lave as sementes. Espalhe-as em um prato e deixe brotar em local aquecido e escuro. Duas vezes por dia, borrife água nas sementes e sacuda levemente o prato para mudá-las de lugar. Quando começarem a brotar, coloque a bandeja no sol. Lave os brotos e mantenha na geladeira para usar em saladas ou outros pratos.

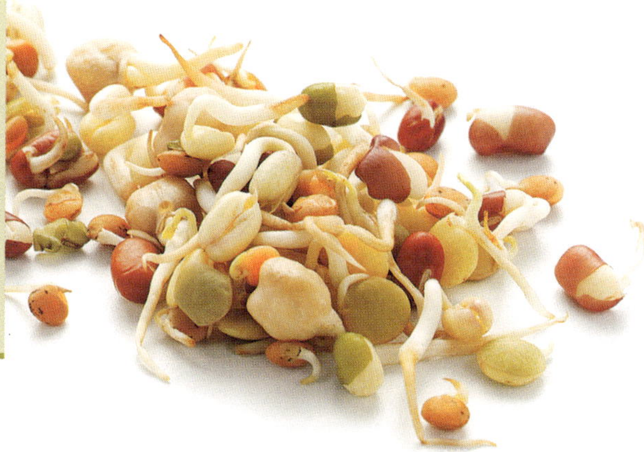

64

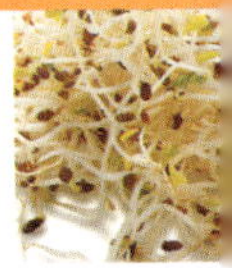

alfafa

A alfafa pode ser salpicada sobre qualquer salada ou acrescentada a um sanduíche para incrementar a ingestão de minerais, quase sem aumentar as calorias.

A alfafa é um dos poucos brotos disponíveis em supermercados. Pode-se adicioná-la a todos os tipos de sanduíches e saladas, para acrescentar um sabor suave e uma textura extra. Ela aumenta a ingestão de zinco, especialmente se combinada à endívia, para melhorar a função hepática e hormonal, além de promover o crescimento e a renovação celular.

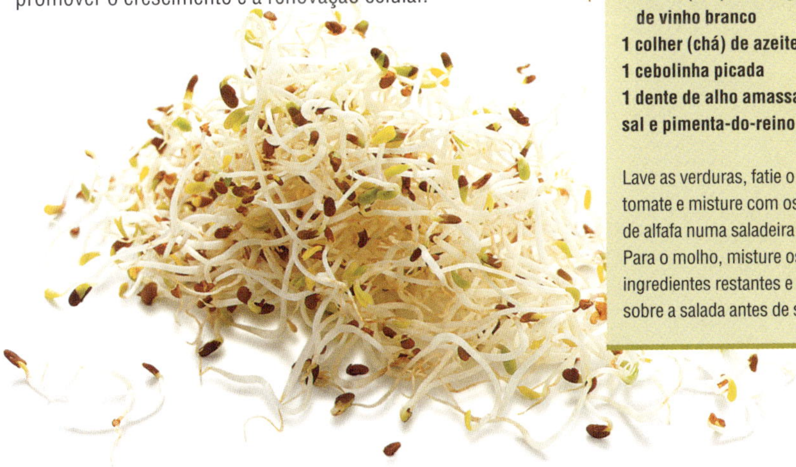

NUTRIENTES

Cálcio, magnésio, manganês, potássio, sódio, zinco

SALADA DE ALFAFA

225 g de folhas de verduras variadas (alface, agrião e espinafre)
4 tomates grandes
115 g de brotos de alfafa
1 colher (chá) de vinagre de vinho branco
1 colher (chá) de azeite
1 cebolinha picada
1 dente de alho amassado
sal e pimenta-do-reino a gosto

Lave as verduras, fatie o tomate e misture com os brotos de alfafa numa saladeira grande. Para o molho, misture os ingredientes restantes e despeje sobre a salada antes de servir.

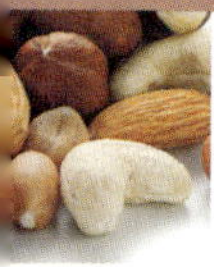

castanhas

NUTRIENTES
Vitaminas B2, B3, C, E, ácido fólico; cálcio, ferro, magnésio, fósforo, potássio, selênio, zinco; fibras; proteína

CROCANTE DE CASTANHAS COM AMORAS

100 g de castanhas-do-pará picadas
2 colheres (sopa) de mel
100 g de migalhas de pão integral torradas
280 g de amoras
4 colheres (sopa) de iogurte desnatado

Junte as castanhas e o mel às migalhas de pão. Coloque em tigelas com as amoras dispostas em camadas e sirva com iogurte.

As diversas propriedades saudáveis encontradas nas castanhas fazem delas um ótimo aperitivo ocasional.

Fonte excelente de proteína e fibra, importante principalmente para vegetarianos, as castanhas podem ser usadas cruas (sem sal e não processadas), como fonte de vitaminas antioxidantes e minerais. Têm muita gordura "benéfica", monoinsaturada, que contribui para baixar o "mau" colesterol (LDL), quando ingeridas com moderação. Castanhas-de-caju, castanhas-do-pará, nozes e amêndoas estão dentre as mais nutritivas; contêm várias vitaminas B que transformam o alimento em energia.

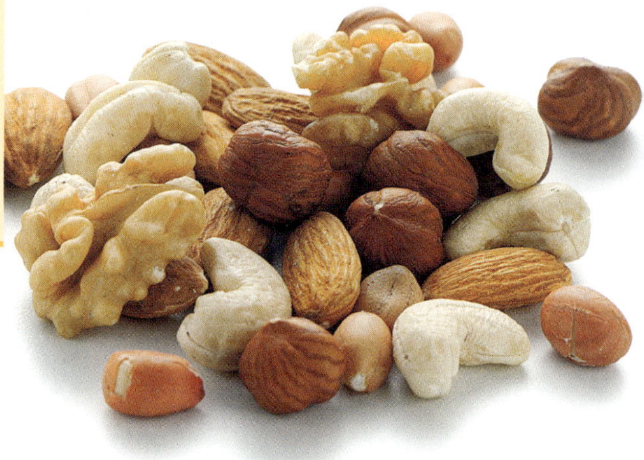

66

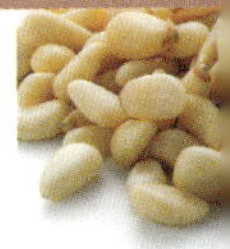

pinhão e pinhole

Mais pobres em gorduras do que as castanhas e nozes, e ricos em proteína e gorduras essenciais, o pinhão e o pinhole são substitutos deliciosos para os que desejam evitar proteínas animais.

Embora a maioria das gorduras deva ser evitada por quem deseja perder peso e ter uma alimentação saudável, é importante incluir na dieta algumas delas. O pinhão e o pinhole são ricos em gorduras poliinsaturadas saudáveis, que aumentam a capacidade do organismo de queimar gordura, além de ajudarem a manter baixo o colesterol e diminuir a viscosidade do sangue.

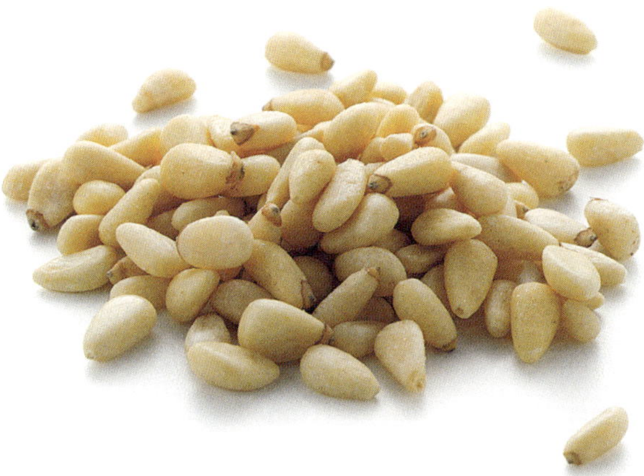

NUTRIENTES
Vitaminas B1, B2, B3, E; cálcio, ferro, magnésio, manganês, zinco; proteína

SALADA DE AGRIÃO COM PINHÃO

85 g de pinhões
175 g de agrião
1 abacate picado
4 tomates picados
2 colheres (sopa) de azeite
1 colher (chá) de vinagre de vinho branco
1 colher (chá) de mostarda
sal e pimenta-do-reino

Toste ligeiramente os pinhões numa frigideira seca, virando-os constantemente. Ponha o agrião, o abacate e os tomates numa saladeira e espalhe os pinhões por cima. Faça um molho com os ingredientes restantes, tempere a gosto, despeje-o sobre a salada e sirva.

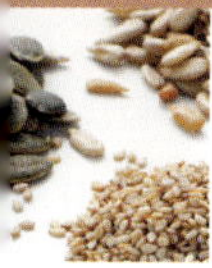

*sementes

NUTRIENTES

Vitaminas A, B, D, E, K; cálcio, ferro, magnésio, manganês, fósforo, zinco; ácidos graxos ômega-3 e ômega-6; pectina; proteína

INFORMAÇÕES

- A semente de girassol fortalece a vista e reduz o risco de catarata.
- O gergelim fortalece o coração, a imunidade e o sistema nervoso.
- A semente de abóbora ajuda a cicatrização e é tradicionalmente associada à saúde da próstata e à prevenção ou redução de cálculos biliares.
- Tostar levemente, numa frigideira seca, as sementes de girassol e o gergelim realça seu delicioso gosto amendoado. Entretanto, a semente de abóbora não deve ser esquentada, pois isso destrói alguns dos seus nutrientes.
- Espalhe uma colher (sopa) de sementes mistas sobre sopas e saladas para incrementar o sabor e os nutrientes.

Combinadas, as sementes de girassol, de abóbora e o gergelim formam um trio nutritivo – use-os todo dia, em vários pratos.

Estes três tipos de sementes são benéficos para a saúde intestinal, limpando o sistema digestório e prevenindo a constipação, enquanto a pectina, fibra solúvel encontrada na semente de girassol, é um poderoso desintoxicante. O gergelim inibe a absorção de colesterol, e seus altos níveis de zinco e selênio são poderosos antioxidantes purificadores.

Fontes valiosas de proteína, estas pequenas sementes são ricas em ácidos graxos essenciais ômega-3; a semente de girassol e o gergelim também contêm ômega-6. Ambos os gru-

IOGURTE MATINAL COM SEMENTES

4 colheres (sopa) sementes de girassol, de abóbora e gergelim
400 ml de iogurte desnatado
1 colher (chá) de mel (opcional)

Toste ligeiramente as sementes de girassol e o gergelim numa frigideira seca. Tire do fogo e misture com as sementes de abóbora. Adicione ao iogurte e junte o mel, se desejar. Agregue frutas frescas para obter um café-da-manhã perfeito.

pos de ácidos graxos são vitais para a saúde e devem ser incluídos na dieta, já que o organismo não pode produzi-los sozinho. Necessários para a regeneração das células saudáveis, eles protegem contra certos tipos de câncer.

As sementes contêm o antioxidante zinco, que tem poderosas propriedades para a saúde da pele.

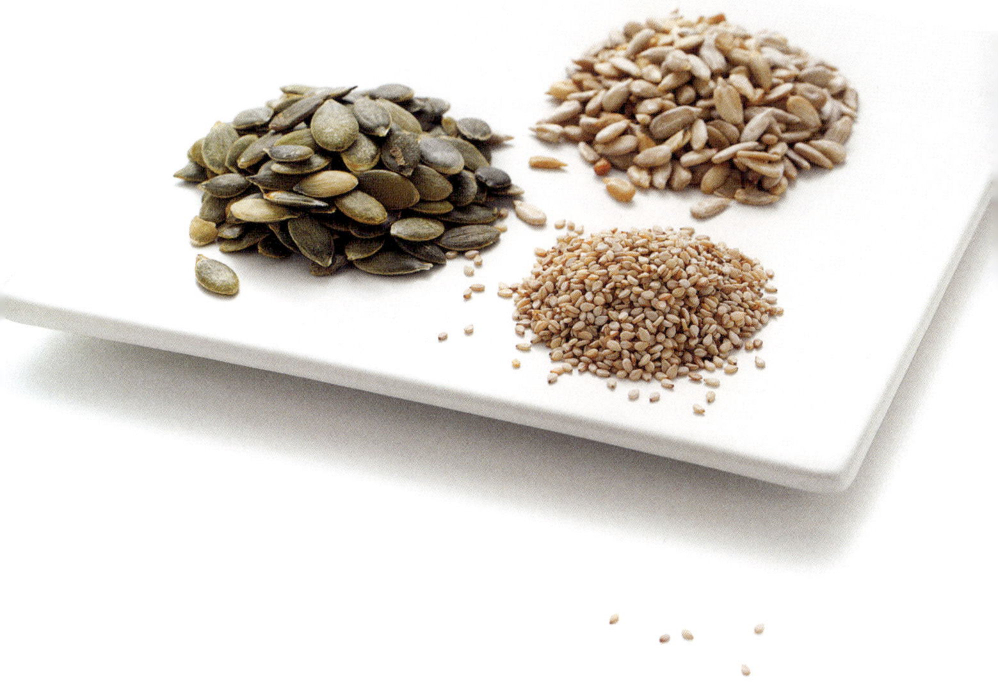

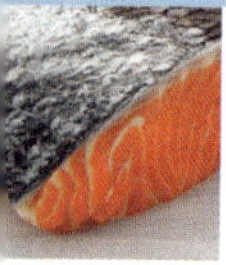

salmão

NUTRIENTES
Vitaminas A, B12, D, E, ácido fólico; cálcio, selênio; ácidos graxos ômega-3; proteína

Muito saboroso e de textura firme, o salmão é rico em ácidos graxos ômega-3, sendo uma das formas mais saudáveis de proteína e um peixe de primeira para a dieta.

Os ácidos graxos essenciais encontrados no salmão não são os que se devem evitar quando se está de dieta, mas sim gorduras essenciais para a saúde. Essas gorduras não são processadas pelo organismo, sendo benéficas para o fortalecimento cardiovascular, o controle do colesterol e o aumento da capacidade de queimar gorduras.

ALMÔNDEGAS DE SALMÃO

115 g de batatas cortadas em quatro
115 g de batatas doces cortadas em quatro
280 g de filé de salmão sem pele
1 colher (sopa) de farinha de trigo
2 colheres (sopa) de azeite

Cozinhe bem as batatas. Enquanto isso, pique o salmão em pedaços pequenos. Numa tigela, amasse as batatas e junte-as ao salmão, temperando em seguida. Com as mãos enfarinhadas, divida a mistura em quatro e faça bolas. Aqueça o azeite numa frigideira e frite as almôndegas por 3 min de cada lado.

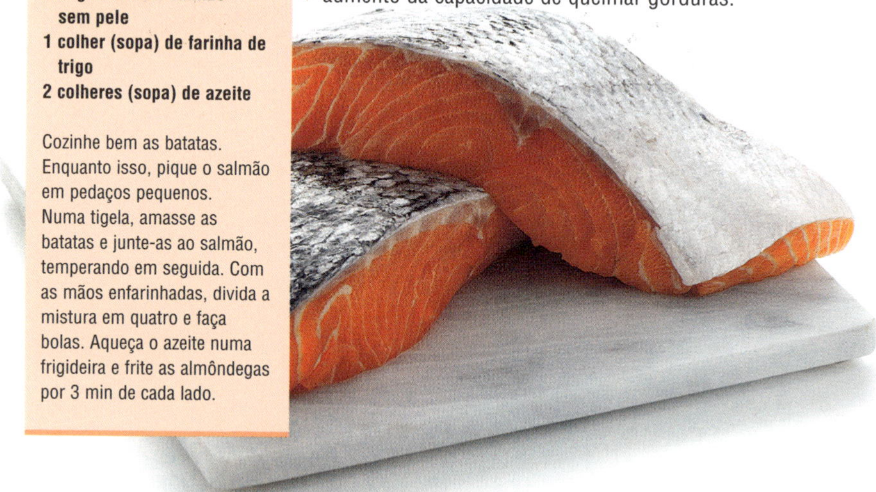

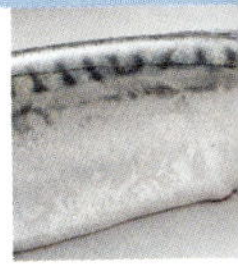

cavala

Repleta do antioxidante selênio e de vitamina E, a cavala é uma ótima fonte de proteína.

Rico em ácidos graxos essenciais, este peixe oleoso hidrata a pele seca. A cavala é um dos poucos alimentos que contêm vitamina D (geralmente produzida pelo organismo à luz do sol), essencial para o desenvolvimento sadio dos ossos. A vitamina E e o selênio combinados com os ácidos graxos essenciais trabalham em conjunto para proteger o coração. Coma cavala com salada ou verduras, para obter o máximo de benefícios.

NUTRIENTES

Vitaminas B3, B6, B12, D, E; cálcio, iodo, potássio, selênio; ácidos graxos ômega-3; proteína

PATÊ DE CAVALA DEFUMADA

2 cavalas defumadas (ou cozidas)
85 g de iogurte desnatado
85 g de queijo cottage
1 colher (chá) de molho de raiz-forte
1 colher (sopa) de suco de limão-siciliano
pimenta-do-reino moída a gosto

Coloque todos os ingredientes num processador e misture. Transfira para uma tigela e deixe na geladeira por 3 h antes de servir.

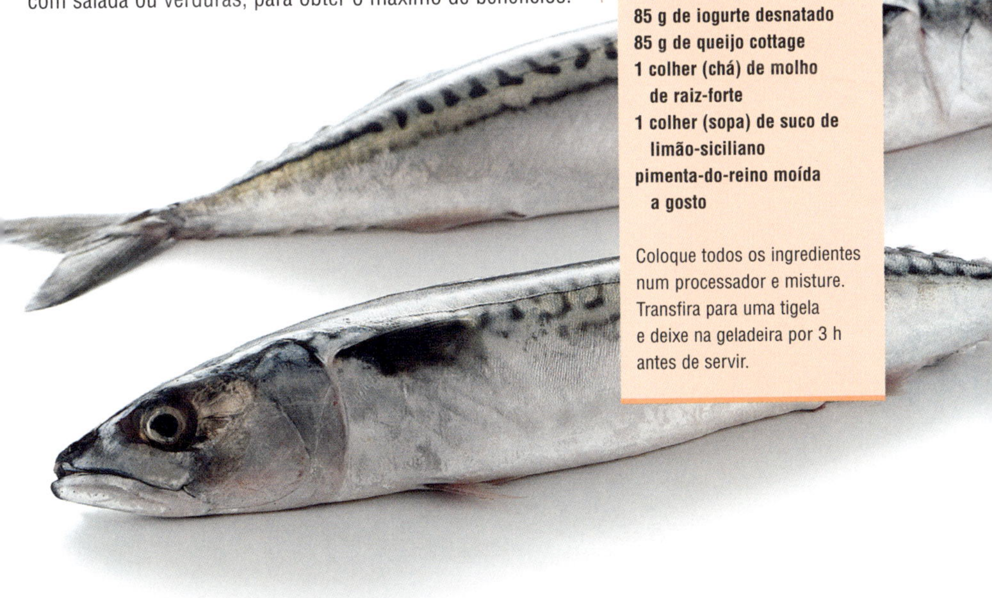

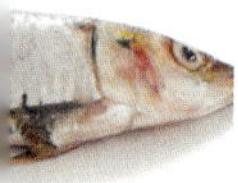

sardinha

NUTRIENTES
Vitaminas B3, B6, D, E; cálcio, iodo, selênio; ácidos graxos ômega-3; proteína

SARDINHAS GRELHADAS

2 colheres (chá) de azeite
1 colher (sopa) de orégano
suco de 2 limões-sicilianos
pimenta-do-reino
8 sardinhas frescas

Usando um garfo, misture os primeiros quatro ingredientes. Espalhe sobre as sardinhas e deixe marinar por 1 h. Grelhe por 2 min de cada lado.

De preparo muito rápido, a sardinha é repleta de proteínas saudáveis e de ômega-3.

Para uma dose maior de cálcio, esmague as espinhas encontradas na sardinha enlatada e coma-as também.

Fácil de achar, a sardinha fresca é um alimento excelente para dietas. As enlatadas são muito práticas, mas evite aquelas conservadas em óleo, o que aumenta muito as calorias e a gordura. O ácido graxo essencial e o selênio encontrados na sardinha se combinam e fornecem uma dose dupla de saúde para o coração.

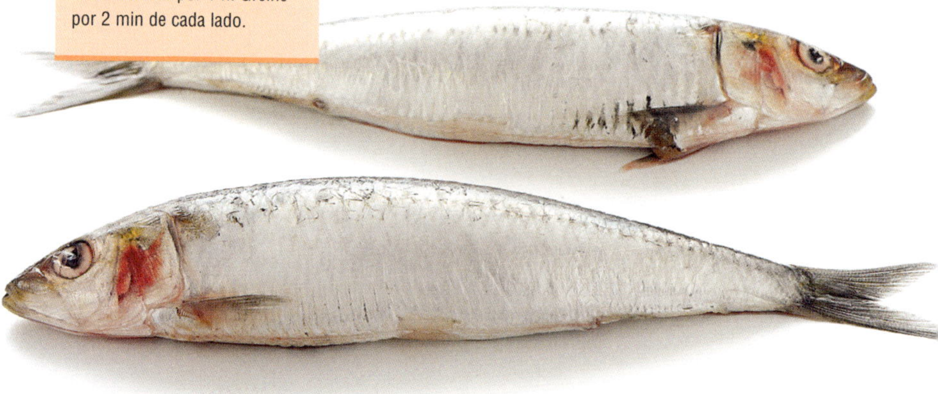

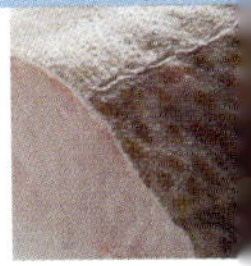

bacalhau

Com poucas calorias, o bacalhau fresco é um peixe branco extremamente saboroso e versátil.

O bacalhau muitas vezes é preparado empanado ou frito. Em caso de dieta, é preciso evitar frituras e pensar em modos de preparo não muito calóricos, como assado ou no vapor. O magnésio, abundante, regula as glândulas supra-renais e ajuda a controlar o metabolismo. Além disso, comparado a outros peixes, o bacalhau fresco contém baixo teor de sódio.

NUTRIENTES
Magnésio; proteína

SOPA DE BACALHAU

400 g de bacalhau
2 colheres (sopa) de farinha de trigo integral
2 colheres (chá) de molho de soja
1 colher (sopa) de azeite
suco de 1 limão-siciliano
225 g de nabo picado
1,2 litro de água
2 colheres (sopa) caldo de legumes em pó
1 cebola picada
1 bulbo grande de erva-doce picado
1 colher (chá) de pimenta-de-caiena

Misture bem a farinha, o molho de soja, o azeite e o limão. Coloque o nabo, a água e o caldo numa panela e deixe levantar fervura. Adicione a cebola, a erva-doce e a pimenta e, mexendo sempre, acrescente a pasta. Abaixe o fogo e deixe apurar por 10 min. Adicione o peixe e cozinhe por mais 10 min.

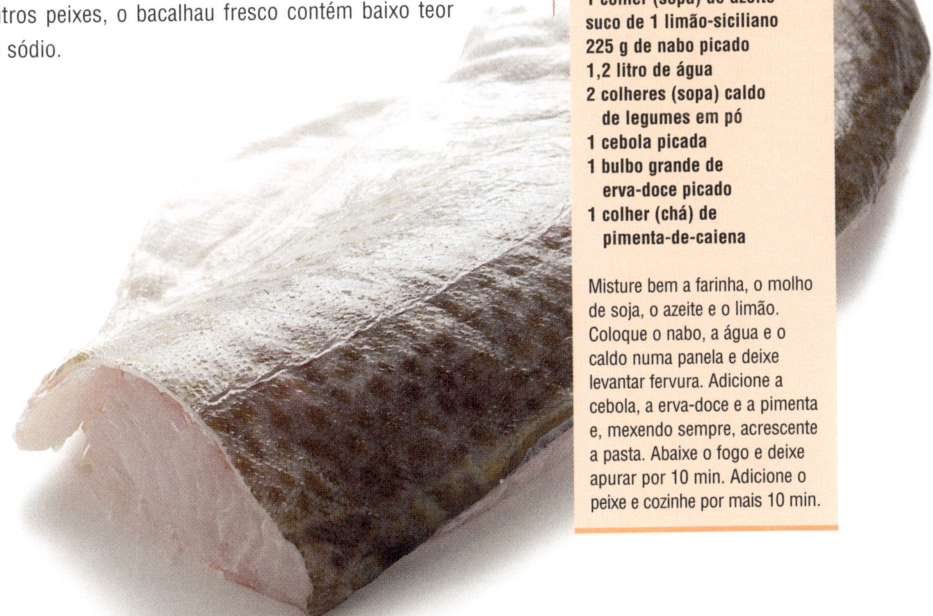

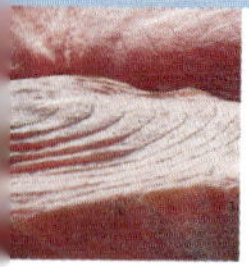

atum

NUTRIENTES

Vitaminas B3, B6, B12, D, E, biotina; iodo, cálcio, selênio; ácidos graxos ômega-3; proteína; triptofano

INFORMAÇÕES

- O atum fresco é particularmente nutritivo – procure sempre o que tem carne firme e olhos brilhantes – e pode ser consumido cru ou cozido (seu preparo é rápido).
- O atum enlatado perde os ácidos graxos ômega-3 durante o processamento industrial, mas ainda é um alimento recomendado para dietas, desde que se evite o conservado em óleo, com sal ou outros aditivos.
- Os ácidos graxos essenciais no atum fresco reduzem os sintomas da TPM, especialmente as mudanças de humor e a irritabilidade, auxiliado pelo triptofano, um aminoácido calmante.
- A biotina e a vitamina B3 encontradas no peixe fresco são antiinflamatórias, ajudando a reduzir os sintomas e as dores da artrite reumatóide.

Preparado na chapa ou grelhado, o atum fresco é excelente para dietas, pois desintoxica e aumenta a imunidade.

O atum contém selênio, um mineral antioxidante importante que ataca os radicais livres e retira do organismo os metais pesados como o mercúrio, ajudando na prevenção do câncer. O selênio ainda fortalece o sistema imunológico, aumentando a contagem de glóbulos brancos no sangue e melhorando a resistência a infecções – particularmente crucial quando se perde peso. O atum é rico em ácidos graxos essenciais, importantes para queimar o excesso de gordura, equilibrando os níveis de

TERIYAKI DE ATUM

4 colheres (sopa) de shoyu
1 colher (sopa) de mel ralo
2 dentes de alho amassados
1 colher (sopa) de suco de limão
2 colheres (sopa) de azeite
pimenta-do-reino a gosto
4 postas de atum

Faça uma marinada misturando os seis primeiros ingredientes e deixe o peixe de molho na mistura por 3 h. Grelhe por 3 min de cada lado, adicionando um pouco da marinada para evitar que o peixe seque.
Sirva aquecido, com o resto da marinada.

açúcar no sangue e evitando os acessos de gula. Ele reduz o risco de derrame e abaixa o colesterol e a pressão alta, protegendo o coração. Rico em proteína saudável, o atum ainda ajuda a manter a massa dos músculos delgados, o que favorece o processo de queima de gordura. Este peixe melhora a pele seca e pode ser um auxiliar na redução da celulite.

O atum, como todos os peixes, contém sódio, portanto não é preciso acrescentar sal.

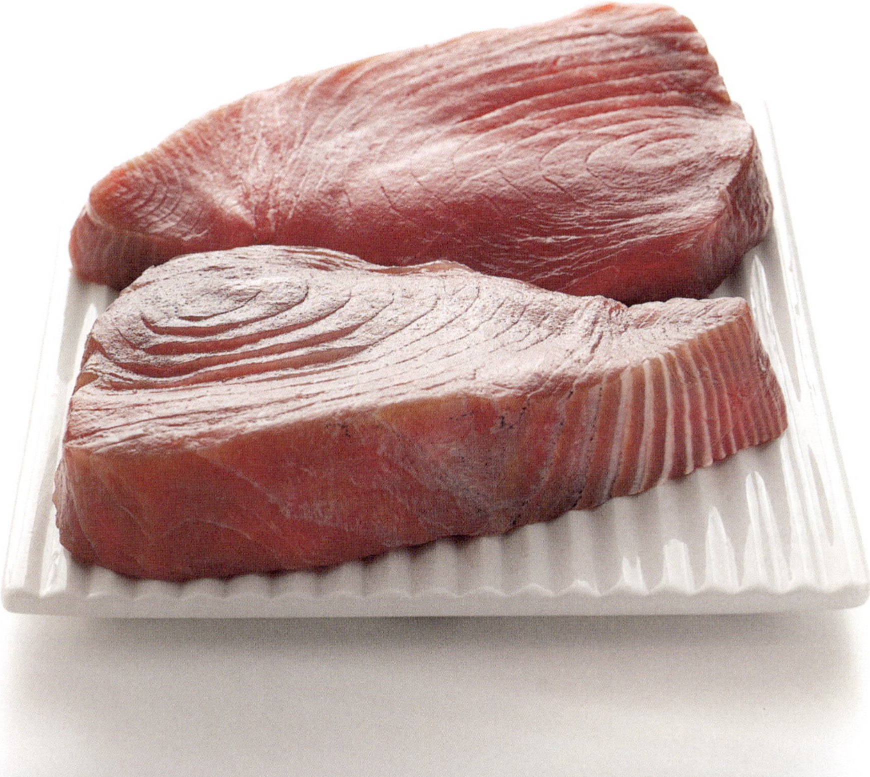

73

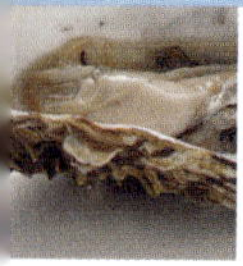

ostra

Com poucas calorias e gorduras, este molusco delicioso é a melhor fonte de zinco, o que aumenta a imunidade.

NUTRIENTES
Vitaminas A, B3, B12, C, D, E; cálcio, ferro, magnésio, selênio, zinco; ácidos graxos ômega-3; proteína

Conhecida como afrodisíaca, a ostra contém quantidades excepcionais de zinco, que ajuda o fígado a desintoxicar e auxilia a função reprodutiva, além de aumentar a imunidade e a resistência à infecção. Este molusco é uma fonte excelente de diversos outros minerais, incluindo o magnésio, que regula a taxa metabólica, e o selênio, potente antioxidante que melhora a função do fígado.

SOPA DE OSTRAS E CEBOLA

1 colher (sopa) de azeite
450 g de cebola picada
1 lata ou 2 dúzias de ostras frescas
1 colher (sopa) de caldo de legumes em pó
suco de 1 limão-siciliano
um punhado de ervas frescas picadas (coentro ou salsinha)
570 ml de água

Aqueça o azeite de oliva numa panela e doure a cebola com um pouquinho de água. Adicione o resto dos ingredientes e deixe levantar fervura. Abaixe o fogo e cozinhe por 10 min. Tempere a gosto e sirva.

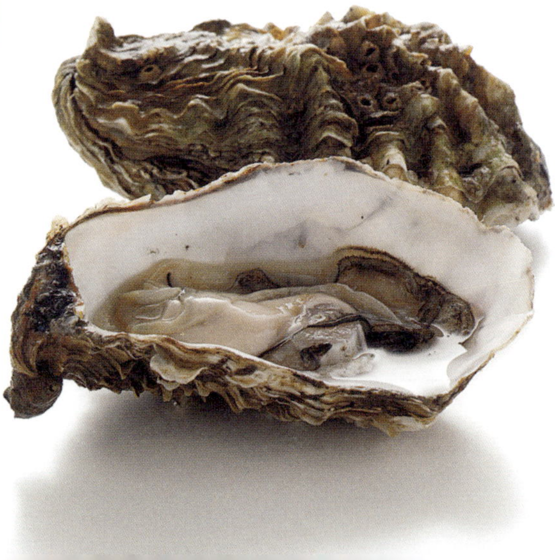

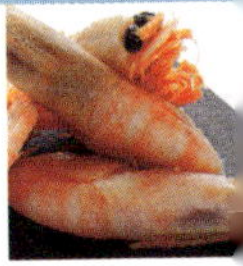

camarão

Com alto teor de nutrientes e pouca gordura, o camarão é um alimento delicioso e versátil para a dieta.

O camarão quase não contém gordura saturada e fornece bons níveis de zinco e selênio. Esses minerais fortalecem a imunidade, aumentam a resistência e melhoram o funcionamento do fígado, que, por ser o órgão desintoxicante do corpo, precisa trabalhar bem para eliminar toxinas e resíduos com eficácia. O camarão tem também uma função importante na metabolização da gordura. Porém, é rico em sal, por isso lave-o antes de usar e nunca adicione mais sal ao prato.

NUTRIENTES
Vitaminas B3, B12; cálcio, iodo, magnésio, fósforo, potássio, selênio, zinco; fibras; proteína

O zinco encontrado no camarão é benéfico para as mulheres que tomam anticoncepcionais.

SALADA DE CAMARÃO

8 camarões cozidos e descascados
½ pé de alface
1 colher (chá) de azeite
suco de limão
sal e pimenta-do-reino

Misture os camarões com a alface. Regue com o limão e o azeite e tempere a gosto.

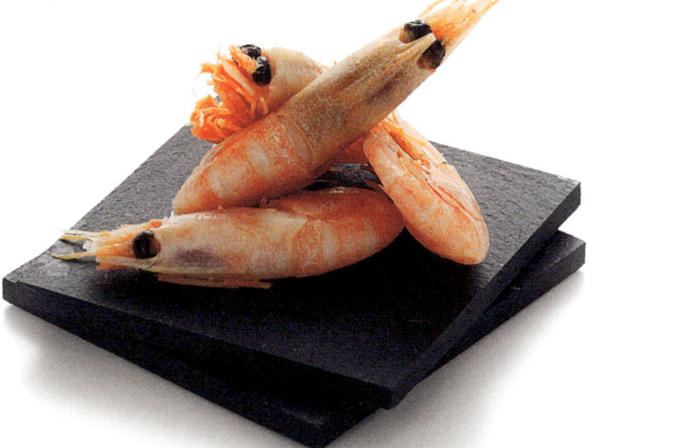

75

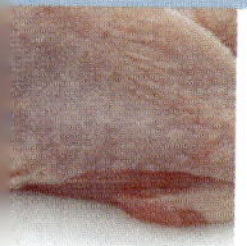

frango

NUTRIENTES
Vitaminas A, B3, B6, K; magnésio, potássio, selênio; proteína

FRANGO AO CURRY

2 colheres (sopa) de azeite
4 peitos de frango sem pele cortados em tiras
4 dentes de alho amassados
4 cebolas picadas
2 colheres (chá) de coentro moído
2 colheres (chá) de cúrcuma em pó
1 pimenta vermelha
1 colher (sopa) de caldo de legumes em pó
4 colheres (sopa) de iogurte desnatado
400 ml de água fervente

Frite ligeiramente o frango no azeite e reserve. Refogue o alho, a cebola, os condimentos e volte o frango à panela. Adicione a água e o caldo de legumes. Cozinhe em fogo brando por 20 min. Cubra com o iogurte e sirva com arroz integral.

Fonte mais popular de proteína animal, o frango pode ser uma boa opção para emagrecer.

O frango pode ser uma parte nutritiva da dieta, desde que se evite o preparo "a passarinho", a pele e os molhos cremosos comuns como acompanhamento (por exemplo, o catupiry), pois tudo isso engorda. Prefira o peito sem pele ou tire a pele antes de prepará-lo. Sempre que possível, escolha o frango sem hormônios, mais saudável e saboroso.

A carne branca do frango contém menos gordura e calorias do que a vermelha.

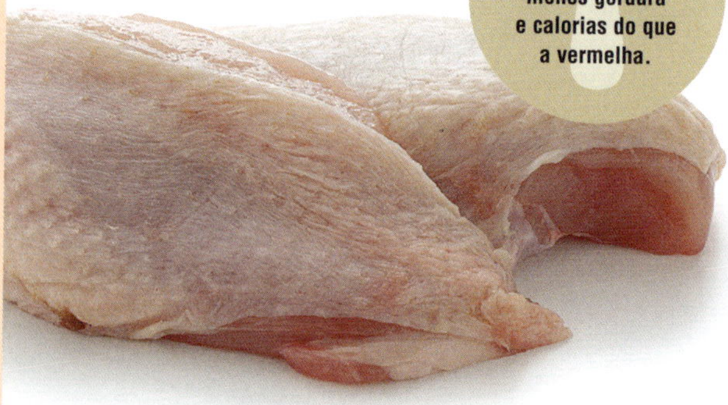

76

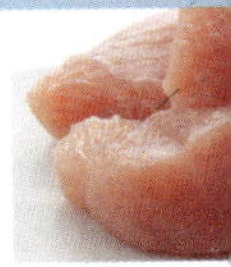

peru

Repleto de vitaminas e minerais, o peru é outra fonte excelente para dietas, com proteína de pouca gordura.

NUTRIENTES
Vitaminas B3, B6, B12; ferro, selênio, zinco; proteína

Um peru inteiro assado é comum nas festas familiares, mas porções menores são cada vez mais fáceis de encontrar e podem ser feitas de modo saudável, com pouca gordura. Como no caso do frango, evite a pele e molhos pesados. O peru é rico em zinco e selênio, que aumentam a imunidade, e em vitaminas B, que ajudam o metabolismo. A carne mais escura encontrada nas coxas contém mais ferro e zinco do que a do peito.

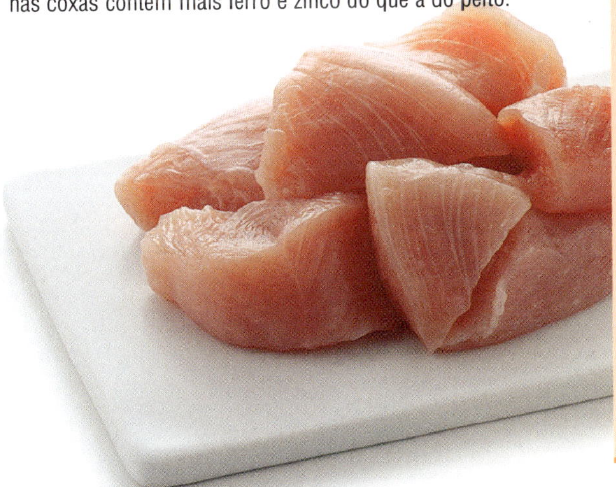

ENSOPADO DE PERU COM LARANJA

4 filés pequenos de peito ou coxas de peru
2 cebolas bem picadas
2 talos de aipo bem picados
1 colher (sopa) de ervas picadas
raspas e suco de 2 laranjas
1 colher (sopa) caldo de legumes em pó
agrião para guarnição

Coloque o peru, a cebola e o aipo num refratário. Adicione as ervas e tempere a gosto. Misture o caldo de legumes com 150 ml de água fervente e derrame sobre o peru. Cubra com papel alumínio e asse em forno preaquecido a 180°C por 1 hora. Enfeite com agrião e sirva.

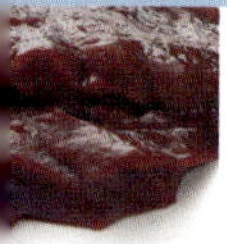

fígado

Excelente fonte de ferro, o fígado ajuda a manter a saúde sangüínea e a constituir os músculos.

O ferro contido no fígado ajuda a metabolizar a proteína. Este processo funciona melhor quando o ferro e a proteína são absorvidos de uma fonte animal (como o fígado), que combina os dois nutrientes. Contém muito mais selênio que a maioria das outras carnes – um antioxidante que combate o câncer e auxilia na desintoxicação do fígado humano. Embora possua muito colesterol, tem pouquíssima gordura saturada que possa levar a um aumento de peso e riscos à saúde.

NUTRIENTES

Vitaminas A, B3, B6, biotina, ácido fólico; ferro, selênio; proteína

FÍGADO DE VITELA PICANTE

4 pedaços de fígado de vitela
1 colher (chá) de azeite
2 colheres (sopa) de pimenta-do-reino
1 pitada de sal
2 colheres (sopa) de ervas frescas picadas

Fatie o fígado bem fininho, unte com o azeite, pressione-o contra a pimenta e polvilhe com sal. Grelhe por 2 min de cada lado e salpique com as ervas. Sirva com uma salada verde mista ou com purê de batatas e aipo-rábano (veja p. 39).

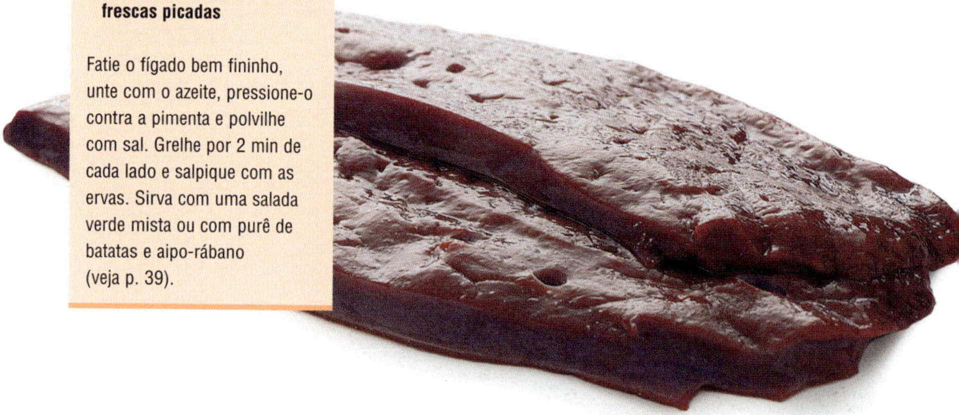

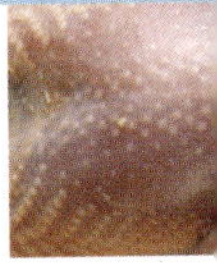

perdiz

Esta pequena ave é rica em proteínas e outros nutrientes, mas pobre em gordura saturada e colesterol.

Por ser um animal silvestre, sua caça é proibida no Brasil, assim como sua coleta de ovos, no entanto aqui encontram-se perdizes criadas em cativeiro. Esta ave é uma excelente fonte de vitaminas B, importantes para muitas funções, incluindo a digestão e o metabolismo. Pode ser assada aos poucos (ave jovem), ou guisada e ensopada (ave mais velha).

NUTRIENTES

Vitaminas B1, B2, B3, B5, B6, B12; ferro, selênio, zinco; proteína

GUISADO DE PERDIZ

2 perdizes pequenas cortadas em pedaços
6 colheres (sopa) de azeite
2 dentes de alho amassados
4 ramos de tomilho
4 folhas de louro
3 talos de aipo picados
2 colheres (sopa) de caldo de legumes em pó
2 cebolas picadas

Coloque as perdizes numa tigela e deixe marinar de véspera com os outros ingredientes (exceto a cebola e 1 colher de azeite), e tempere a gosto. No dia seguinte, aqueça o azeite numa frigideira e doure as perdizes. Reserve. Frite a cebola na mesma frigideira, adicione o resto da marinada e coloque as perdizes, cozinhando por 30 min.

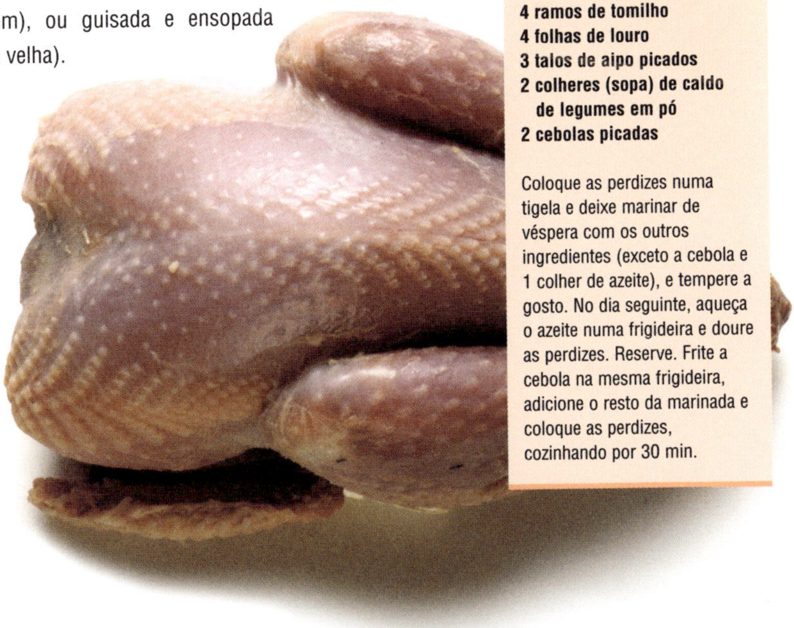

79

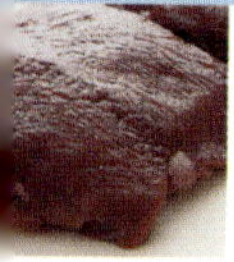

avestruz

NUTRIENTES

Vitaminas B1, B2, B3, B5, B6, B12; ferro, zinco; proteína

INFORMAÇÕES

- A carne de avestruz é rica em ferro, nutriente importante para o sangue. A falta de ferro pode causar anemia, especialmente entre as mulheres grávidas e aquelas que têm menstruação abundante.
- Tem a grande vantagem de ser magra. Contém apenas 1% de lipídios (gorduras). O seu teor de gordura é 66% inferior ao da carne bovina, e o de colesterol é três vezes menor que o do frango e o do peru.
- Rica em ácidos poliinsaturados, com grande percentual dos ácidos graxos ômega-3 e ômega-6, extremamente benéficos.

Uma forma de proteína extremamente magra, a carne de avestruz é muito pobre em gordura e rica em sabor, dispensando molhos pesados e gordurosos.

Os avestruzes não são submetidos a tratamentos antibióticos, não tomam suplementos para crescimento nem passam por práticas questionáveis de criação a que muitos animais são submetidos. Por ter livre movimentação, adquirem menos gordura. Embora o consumo excessivo de proteína seja prejudicial à saúde, comer carne vermelha magra, uma ou duas vezes por semana, pode ser muito benéfico.

FILÉS DE AVESTRUZ AO GERGELIM

4 filés magros de avestruz
2 dentes de alho amassados
1 colher (sopa) de gengibre fresco ralado
4 colheres (sopa) de shoyu
2 colheres (sopa) de azeite
2 colheres (sopa) de gergelim torrado
200 g de macarrão instantâneo cozido

Coloque a carne numa tigela e deixe marinar na mistura de alho, gengibre, shoyu e azeite por 2 h. Cozinhe a carne numa chapa ou frigideira por 2 min de cada lado e corte-a em fatias grossas. Para servir, misture o gergelim com o macarrão cozido e coloque a carne por cima.

A carne de avestruz é rica em nutrientes e aminoácidos essenciais, necessários para o organismo constituir tecidos, sangue, hormônios e enzimas, e ainda reparar e reconstruir células e fortalecer a imunidade, mantendo a saúde durante a dieta. Além disso, é uma excelente fonte de vitamina B12, importante para a memória e para o fortalecimento geral do organismo.

A carne de avestruz é semelhante ao filé-mignon em aparência, consistência e sabor.

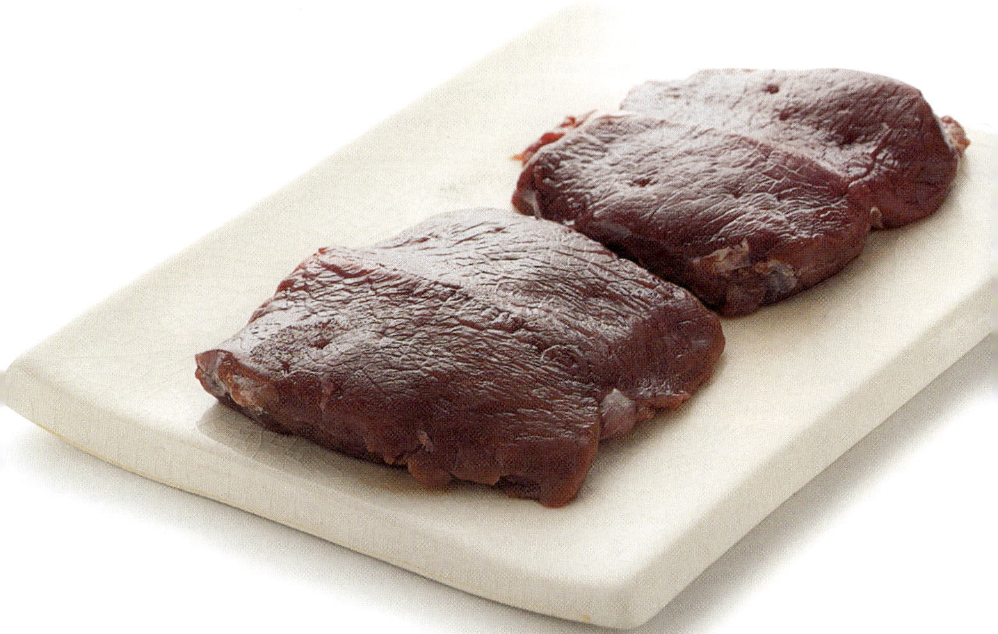

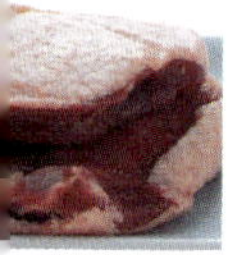

pato

NUTRIENTES
Vitamina B2; ferro, zinco; proteína

O pato é muito nutritivo e uma deliciosa fonte de proteína. O segredo para incluí-lo na dieta é retirar toda a gordura e a pele.

Pode-se apreciar o pato com moderação como parte da dieta, desde que se tome cuidado ao prepará-lo. Ao assá-lo, coloque-o sobre uma grelha, para que a gordura escorra, e retire a pele antes de servir. Embora seja rico em colesterol, o pato (sem nenhuma pele) tem pouca gordura saturada, menos até do que o frango. Seus aminoácidos ajudam as vitaminas e os minerais a desempenharem suas funções com eficácia, e o organismo a reparar as células e fortalecer o sistema imunológico.

SALADA DE PEITO DE PATO

2 colheres (sopa) de óleo de gergelim
1 colher (sopa) de vinagre de vinho branco
4 punhados de verduras diversas
2 peitos de pato com toda gordura retirada
1 colher (chá) de azeite
50 g de pinhões

Numa jarra, misture o óleo de gergelim e o vinagre e despeje sobre a salada. Arranje as folhas em quatro pratos. Fatie os peitos de pato e pincele-os com o azeite, preparando-os sobre uma chapa ou frigideira por 2 min de cada lado. Adicione os pinhões e deixe grelhando por mais 2 min. Coloque o pato sobre a salada e sirva.

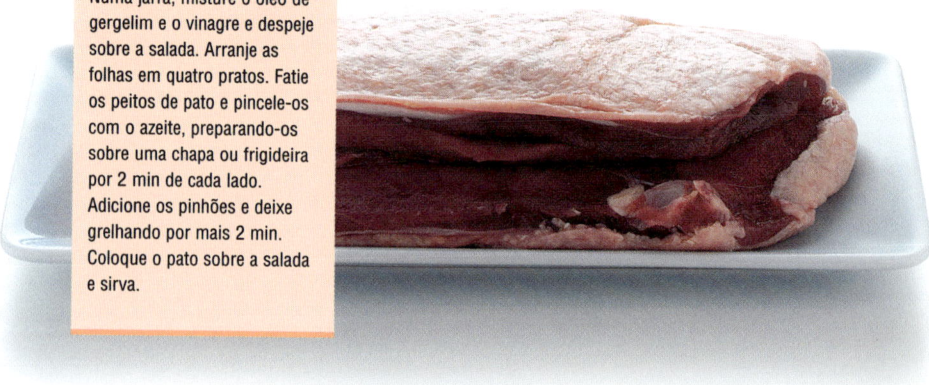

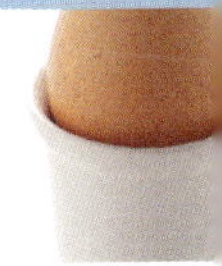

OVOS

Ótima fonte de proteína com pouca gordura, o ovo libera a energia devagar e estabiliza os níveis de açúcar, evitando os acessos de gula.

NUTRIENTES
Vitaminas A, B3, B6, E; cálcio, ferro, manganês, zinco; proteína

Pobre em gorduras saturadas e rico em proteína, o ovo melhora a imunidade e a função cerebral (especialmente a memória). Contém muito zinco, que repara os tecidos e é benéfico para a função hepática. A vitamina E é um poderoso antioxidante, que afina o sangue e combate os nocivos radicais livres. Inclua ovos na dieta com moderação, pois têm alto colesterol e seu consumo excessivo pode causar constipação.

SALMÃO DEFUMADO COM OVOS MEXIDOS

6 ovos caipiras médios
sal e pimenta-do-reino
1 colher (chá) de azeite
85 g de salmão defumado
4 colheres (sopa) de dill ou cebolinha
gomos de limão para enfeitar

Bata os ovos com o sal e a pimenta e aqueça-os numa panela com o azeite, mexendo sem parar até ficarem cozidos. Coloque-os em pratos com o salmão defumado, salpicando as ervas por cima. Enfeite os pratos com os gomos de limão e uma pitada de pimenta-do-reino.

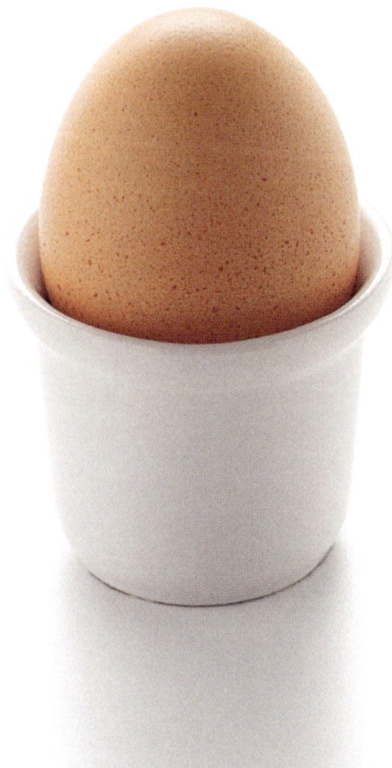

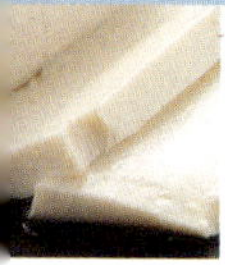

tofu

Feito da nutritiva soja, o tofu é uma das melhores maneiras vegetarianas de ingerir proteína durante uma dieta.

NUTRIENTES
Vitaminas A, K; boro, cálcio, ferro, magnésio, fósforo, potássio, selênio; fibras; ácidos graxos ômega-3; fitoestrógenos; proteína

Alimento versátil e pobre em gordura, o tofu pode ser firme ou cremoso e é usado em muitas receitas vegetarianas. É uma ótima base para sopas e caldos e, como todos os derivados da soja, é rico em cálcio e proteína e tem propriedades que combatem o câncer. Não tem gordura saturada e, diferentemente das proteínas animais, ajuda a reduzir a pressão arterial e o colesterol. É rico em fibras e libera energia lentamente, evitando a gula.

PATÊ PICANTE DE TOFU

250 g de tofu cremoso
2 colheres (sopa) de suco de limão
1 colher (sopa) de azeite
1 dente de alho amassado
sal e pimenta-do-reino

Coloque todos os ingredientes num processador e misture até incorporar bem. Sirva com legumes crus.

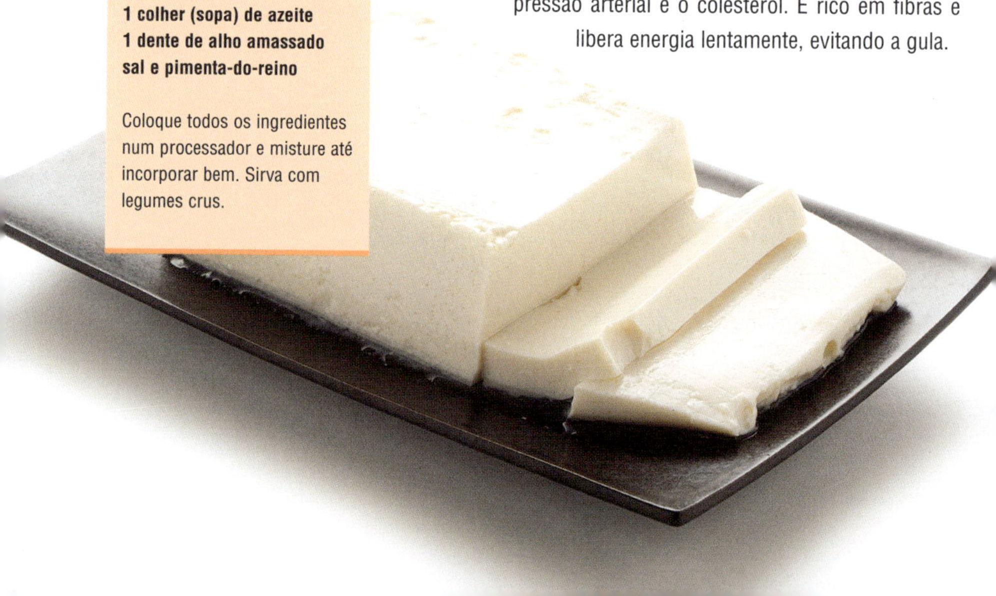

83

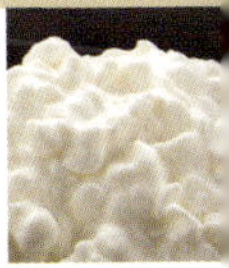

queijo desnatado

Das saborosas alternativas para as dietas, como o cottage, às versões com pouca gordura, como a mussarela de búfala, o queijo pode ser um bom aperitivo para quem quer perder peso.

Queijos pouco gordurosos como o conhecido cottage podem ser um lanche saudável – só não coma o pote inteiro de uma vez. Em vez disso, use como molho para os palitos de aipo, pepino e cenoura crus. Os queijos gordurosos, evitados durante uma dieta, são ricos em calorias e certamente elevam o nível de colesterol. Em muitos supermercados e lojas de laticínios há versões desnatadas dos queijos populares, que podem ser apreciadas com moderação ou utilizadas em receitas.

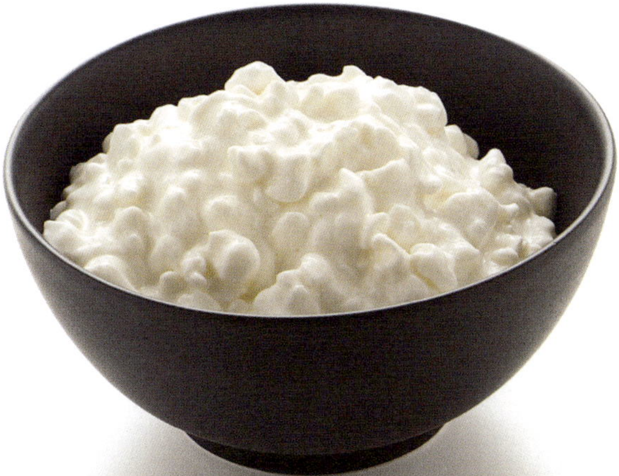

NUTRIENTES

Vitaminas B2, B12; cálcio, magnésio, fósforo, potássio; proteína

PÃO DE QUEIJO COM NOZES

250 g de queijo cottage ou fresco
50 g de nozes moídas
2 colheres (chá) de mostarda em grãos
100 g de torradas integrais raladas
2 ovos caipiras médios batidos

Misture os ingredientes e coloque numa forma de pão untada. Asse em forno preaquecido a 180°C por cerca de 30 min.

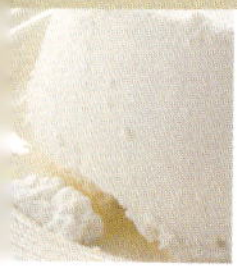

ricota

NUTRIENTES
Vitaminas A, B5, B12, D; cálcio; proteína

Deliciosa e versátil, a ricota é feita do soro de leite e contém pouca gordura.

A ricota pode ser feita de soro do leite de vaca ou ovelha – escolha a de ovelha, caso tenha intolerância ao leite de vaca. Este queijo tem pouca gordura e uma textura macia e cremosa. A vitamina B5 auxilia as glândulas supra-renais, que regulam a resposta do organismo ao estresse e ajudam a controlar o metabolismo de gordura, proteínas e carboidratos. Para obter o melhor resultado, combine a ricota com alimentos ricos em magnésio (amêndoas, verduras com folhas escuras) e vitamina C.

PIMENTÕES COM RICOTA

2 pimentões vermelhos grandes
1 cebola bem picada
225 g de tomates picados
2 colheres (chá) de manjericão picado
115 g de ricota
4 colheres (sopa) de iogurte desnatado

Grelhe os pimentões até a pele ficar preta. Descasque-os e corte em rodelas. Coloque a cebola e os tomates num refratário, polvilhe com o manjericão e uma pitada de pimenta-do-reino. Acrescente os pimentões e espalhe o iogurte misturado com a ricota por cima. Asse a 180°C durante 30 min.

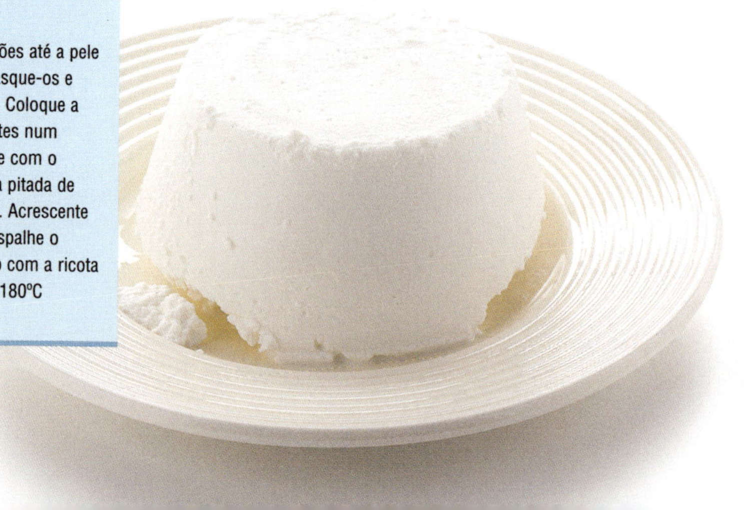

85

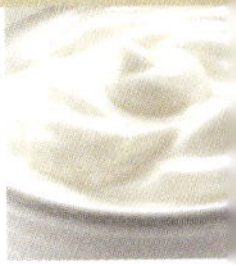

fromage blanc

Este queijo cremoso francês, próprio para sobremesas, já é fabricado no Brasil e comercializado como "queijo tipo fromage blanc".

O fromage blanc é uma alternativa com pouco teor de gordura e sem açúcar para substituir o creme de leite e o sorvete. Prefira a versão feita de leite desnatado, pois quase não tem gorduras, contém menos calorias e reduz o "mau" colesterol, LDL. O fromage blanc tem um sabor penetrante, levemente amendoado, e a consistência de iogurte, embora fique mais consistente ao ser batido. Pode ser usado também em pratos salgados que requerem creme de leite.

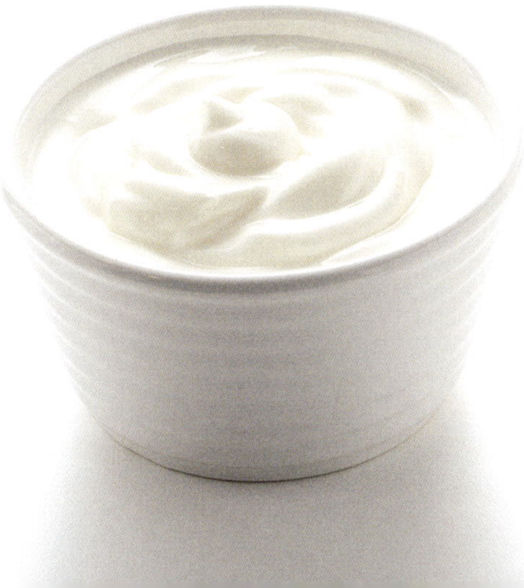

NUTRIENTES
Cálcio; proteína

O fromage blanc é o substituto "magro" e saboroso do creme de leite.

MORANGOS COM FROMAGE BLANC

225 g de morangos lavados
1 colher (chá) de mel
suco de 1 laranja
4 colheres (sopa) de fromage blanc

Coloque os morangos numa tigela. Misture o mel e o suco de laranja com o queijo e espalhe sobre os morangos.

98

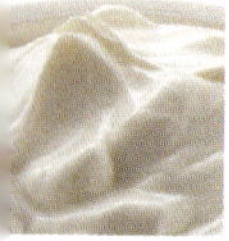

iogurte orgânico

NUTRIENTES

Vitaminas B2, B12, D; cálcio, magnésio, potássio; proteína

INFORMAÇÕES

- O iogurte com frutas comercializado deve ser evitado por seu alto conteúdo de açúcar.
- Quando aquecido, o iogurte perde as bactérias "benéficas", portanto adicione-o após o preparo de molhos, sopas e ensopados, para obter um sabor e uma consistência cremosos.
- Seus altos níveis de cálcio ajudam a fortificar ossos e dentes. É especialmente benéfico para mulheres no período pós-menopausa, quando há risco de perda da densidade óssea devido à osteoporose.

Fonte ótima de proteína com pouca gordura, o iogurte é um antibiótico natural, que melhora a digestão.

Adquira o iogurte orgânico desnatado (com lactobacilos vivos) para ingerir o mínimo de calorias e obter o máximo de benefícios. O iogurte é produzido pela ação benéfica da bactéria sobre o açúcar do leite (lactose), transformando-o em ácido láctico. O processo ocorre em nosso organismo quando bebemos leite, mas a lactose resultante muitas vezes causa intolerância a laticínios. O iogurte contém a bactéria benéfica *Lactobacillus acidophilus*, que auxilia na quebra da lactose, facilitando a diges-

IOGURTE COM FRUTAS

4 pêssegos, peras ou nectarinas grandes
115 g de iogurte desnatado
2 colheres (sopa) de amêndoas torradas bem picadas
uma pitada de canela em pó
1 colher (sopa) mel (opcional)

Fatie as frutas numa tigela e despeje o iogurte sobre elas. Salpique as nozes e a canela e misture. Sirva no café-da-manhã ou no lanche.

tão e ajudando a "flora intestinal", ou seja, as bactérias benéficas do intestino, melhorando sua função. É importante principalmente quando o nível da flora intestinal está baixo por estresse ou pelo uso de antibióticos. O iogurte também ajuda nos casos de infecções por germes como a cândida e contribui na prevenção de infecções do trato urinário. É uma ótima fonte de cálcio e contém vitaminas B e outros minerais que aumentam a imunidade, ajudando o organismo a combater infecções enquanto se perde peso. Adicione iogurte desnatado a pratos saborosos para obter mais cremosidade ou a sobremesas, como alternativa magra para o creme de leite.

Na medicina popular, o iogurte é associado à saúde e à vida longa.

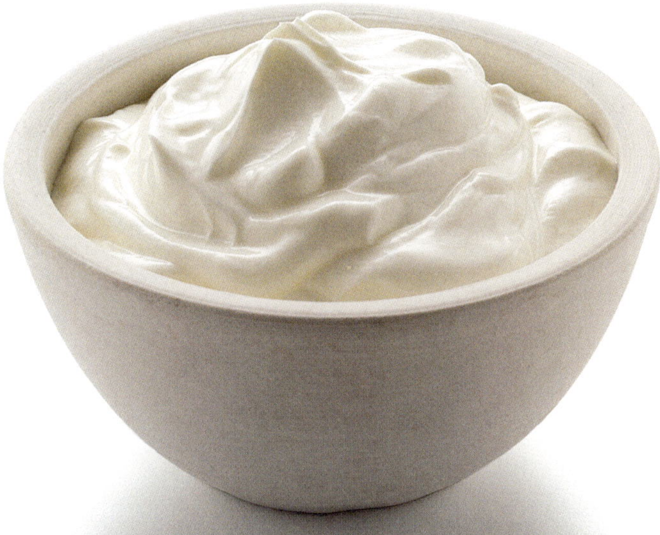

87

leite desnatado

NUTRIENTES
Vitaminas B2, B12; cálcio; proteína

O leite desnatado é ótimo para queimar gorduras.

Os laticínios desnatados podem aumentar a queima de gorduras devido ao cálcio, que incrementa a liberação de gorduras das células adiposas e, simultaneamente, reduz a absorção destas. Talvez o mais interessante seja que a gordura que se perde geralmente se localiza na área abdominal. Mas deve-se limitar a ingestão de laticínios, beber chá e café (descafeinados) mais fracos do que o usual e adicionar menos leite.

Consuma, se possível, o leite orgânico, por conter mais nutrientes.

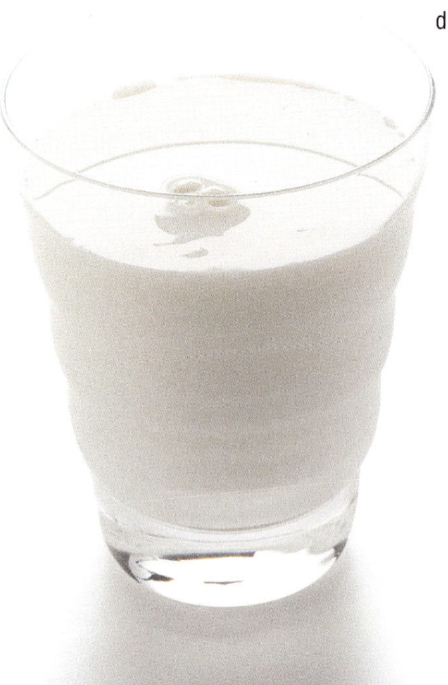

VITAMINA DE AMEIXA-PRETA

115 g de ameixas-pretas deixadas de molho
200 ml de leite desnatado (ou leite de soja)

Bata no liquidificador as ameixas e o leite e sirva no café-da-manhã ou como lanche.

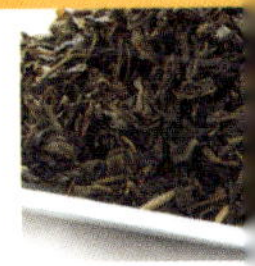

chá verde

O chá verde contém pouca cafeína, poderosos antioxidantes e é ótimo para queimar calorias.

As pesquisas demonstram que o consumo de 5 xícaras de chá verde por dia pode elevar em até 80 o número de calorias que o organismo queima naturalmente, devido às catequinas (antioxidantes) presentes, que aumentam o metabolismo e quebram a gordura. Os polifenóis, potentes antioxidantes, combatem os radicais livres e podem abaixar a pressão sangüínea, reduzindo o risco de problemas cardíacos e de derrame. Acredita-se que o chá verde possa reduzir o risco de câncer de pulmão, cólon e estômago.

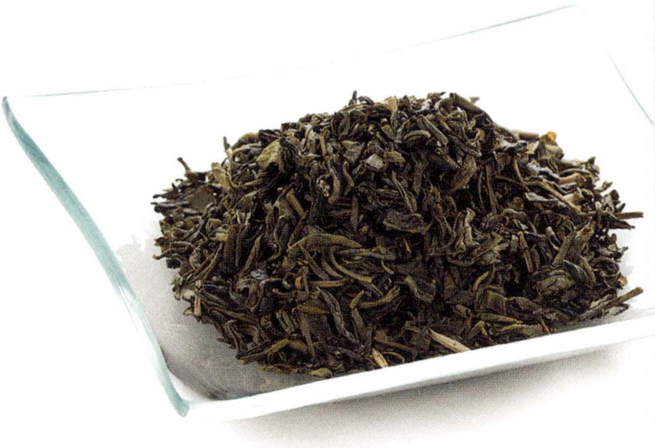

NUTRIENTES
Polifenóis

MUSSE DE CHÁ VERDE E AMEIXA-PRETA

1 laranja fatiada (com casca)
1 limão fatiado (com casca)
4 pauzinhos de canela
1 fava de baunilha
500 ml de chá verde preparado
375 g de ameixas-pretas
1 colher (sopa) de mel
4 colheres (sopa) de iogurte desnatado

Coloque a laranja e o limão numa panela com a canela e a baunilha, cubra com o chá e deixe ferver. Abaixe o fogo e apure por 10 min. Adicione as ameixas, tire tudo do fogo e coloque numa vasilha. Adicione o mel, tire a canela e a baunilha, o limão e a laranja e bata num liquidificador até virar um purê. Gele por 2 h. Sirva com o iogurte.

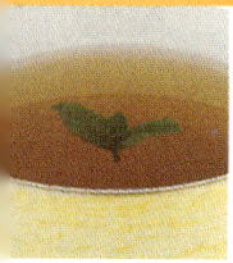

chá de ervas

De aroma delicado e livre de cafeína, os chás de ervas podem fazer parte de sua ingestão diária de líquido.

CHÁ DE HORTELÃ

um punhado de folhas de hortelã
água fervente

Lave as folhas e rasgue-as, colocando numa chaleira. Derrame água fervente por cima e deixe em infusão por 5-10 min.

Pode-se adquirir grande variedade de chás de ervas em saquinhos nos supermercados, ou simplesmente usar um punhado da própria erva em infusão na água fervente por, no mínimo, 5 min. O chá é um ótimo hidratante, e as ervas em si são muito benéficas para a dieta. A hortelã é ótima para a digestão; a camomila melhora o sono e os distúrbios digestivos; o gengibre é estimulante e melhora a circulação; e a erva-doce evita a formação de gases.

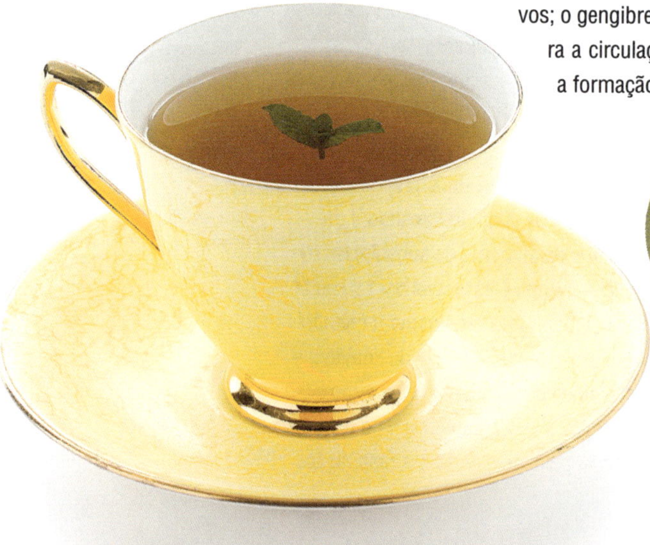

Adicione ¼ de colher (chá) de mel ao chá de ervas se quiser adoçá-lo.

água

Essencial à vida, a água é crucial para o bom funcionamento do organismo; sem ela, os sistemas do corpo tornam-se lentos e perdem eficiência.

O organismo é, ou deveria ser, formado de pelo menos 75% de água. Perdemos água o tempo todo através da urina, cada vez que expiramos e – a enorme quantidade de 1 litro por dia – através da pele. E raramente bebemos o bastante para repô-la. Algumas pessoas não bebem água suficiente porque pensam que qualquer líquido serve. Isso não é verdade. Bebidas populares como café, chá, refrigerantes de cola (e outras bebidas que contenham cafeína) e álcool desidratam, na verdade. Embora uma xícara ocasional de chá ou café, ou mesmo um cálice de vinho não sejam nocivos, o único líquido que hidrata é a própria água, ou o chá de ervas. A água é essencial para o bom funcionamento digestivo e urinário. Sem a quantidade suficiente de água, o movimento peristáltico do intestino é afetado, resultando na constipação e no aumento de substâncias tóxicas, o que é ruim para a dieta. Água é essencial para a saúde renal, eliminando as toxinas, ajudando o organismo a metabolizar a gordura armazenada. Em caso de retenção de líquidos, é necessário beber mais água ainda para ajudar o organismo a liberar fluidos. Tomar muita água ajuda a manter o viço e a beleza da pele, além de melhorar a concentração e a respiração.

É NECESSÁRIO BEBER 1 LITRO DE ÁGUA POR DIA E ATÉ MAIS SE:

- o tempo estiver muito quente
- o ambiente de trabalho tiver ar-condicionado ou aquecimento central
- estiver praticando exercícios
- estiver viajando de avião

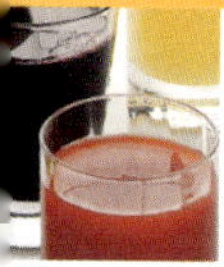

SUCOS

NUTRIENTES

Em suco de maçã e de cenoura: vitamina C, betacaroteno, ácido fólico; cálcio, ferro, magnésio, fósforo, potássio

INFORMAÇÕES

- Deve-se usar uma centrífuga: processadores e liquidificadores não funcionam bem, a não ser que tenham um dispositivo especial.
- Varie os sucos para ingerir nutrientes diferentes.
- Prefira sempre os sucos de frutas e vegetais orgânicos para obter o máximo de nutrientes e o mínimo de resíduos químicos de fertilizantes e pesticidas.
- Sempre que possível, raspe a casca em vez de descascar a fruta ou vegetal, pois geralmente os nutrientes se alojam abaixo da casca.
- Dilua sucos muito doces em água para evitar a elevação súbita do nível de açúcar no sangue.
- Frutas e vegetais que contêm muitas fibras, como o figo e o abacate, devem ser evitados por quase não produzir suco.

Purificantes, energizantes e rejuvenescedores, os sucos frescos são uma das bases da dieta de perda de peso e desintoxicação.

Pode-se comprar suco em caixa, mas para obter o melhor resultado, invista numa centrífuga – nada se compara ao suco fresco, feito em casa, no que se refere ao gosto e à nutrição, e há tantas combinações deliciosas que não dá para enjoar. As frutas e vegetais não só contêm poucas gorduras, como também são ricas em vitaminas, minerais e enzimas que o organismo pode absorver rapidamente em forma de suco. Além disso, por ser feito de frutas cruas, nenhum dos nutrientes vitais é destruído no preparo.

Pode-se tentar qualquer combinação de frutas ou vegetais, mas não misture um com o outro, a não ser a maçã com a cenoura. Muitas verduras, como o brócolis e o agrião, têm sabor acentuado e devem ser misturadas com os legumes mais doces, como cenoura ou beterraba.

Um dia de jejum à base de sucos é uma boa maneira de iniciar uma dieta de perda de peso. É purificante e rejuvenescedor, expelindo velhas toxinas, ajudando no tônus da pele e diminuindo o apetite. Deve-se passar pelo menos um dia se preparando, comendo alimentos crus (frutas e saladas de vegetais) e iogurte desnatado, e bebendo três grandes sucos preparados na hora. No dia do jejum, beba três ou quatro sucos grandes preparados na hora (dois deles, pelo menos, devem ser à base de vegetais) e oito copos grandes de água (alguns podem ser substituídos por chá de ervas). Após o jejum, repita a preparação por um ou dois dias. O resultado não será apenas a perda de peso, mas menos apetite e uma pele melhor.

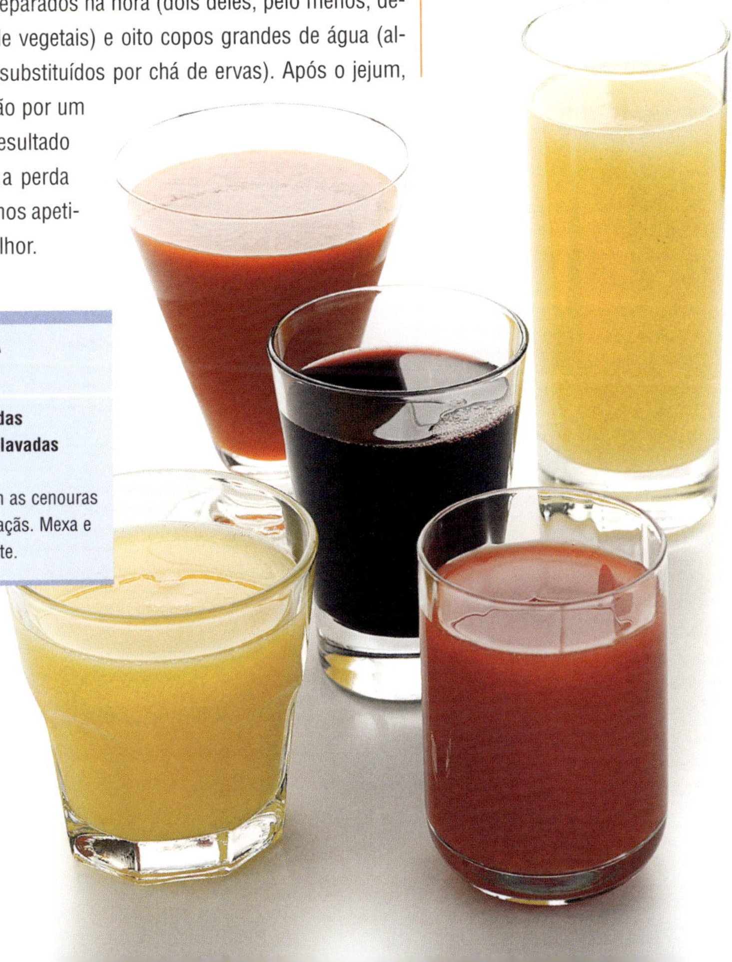

SUCO DE MAÇÃ E CENOURA

8 cenouras raspadas
4 maçãs grandes lavadas

Faça um suco com as cenouras e outro com as maçãs. Mexa e beba imediatamente.

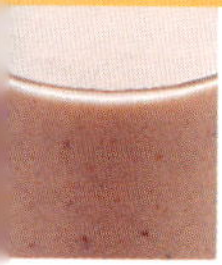

vitaminas

NUTRIENTES
Vitaminas B2, B12, D; cálcio, magnésio, potássio; proteína (do iogurte), além dos nutrientes que dependem das frutas utilizadas

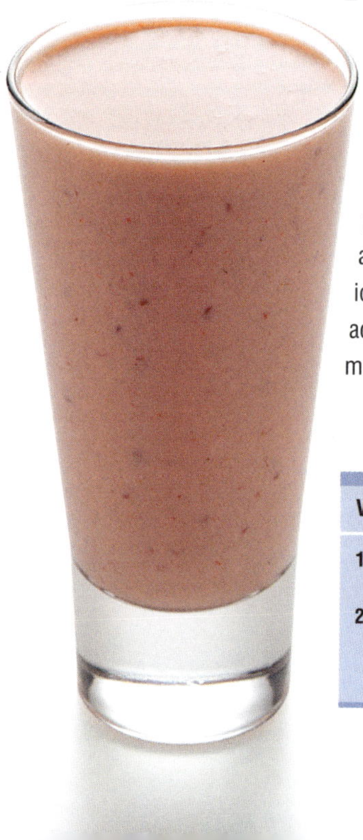

Cremosas e saborosas, as vitaminas são ricas em nutrientes, pobres em gordura e fáceis de fazer.

Uma vitamina é um excelente café-da-manhã ou lanche matinal – simplesmente bata todos os ingredientes num liquidificador. Por ser feita com iogurte combinado com frutas. É uma ótima fonte de proteína, vitaminas e minerais, além de conter a fibra da fruta, importante para estimular a digestão e combater a retenção de líquidos e os gases. Use o iogurte desnatado, melhor para a dieta, e adicione frutas de acordo com o gosto e a estação. Banana, pêssego, uvas, manga, todas são deliciosas.

Polvilhe sementes mistas sobre a vitamina para obter uma textura crocante e mais nutrientes.

VITAMINA ESPECIAL

1 caqui (ou 4 fatias de manga ou 1 banana)
250 ml de iogurte desnatado

Escolha uma fruta de época, como as mencionadas, tire a casca e fatie. Bata com o iogurte no liquidificador e sirva.

93

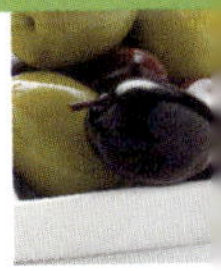

azeitonas e azeite

NUTRIENTES
Vitamina E, betacaroteno; ferro, cálcio

De fácil digestão, as azeitonas e o azeite estimulam o intestino, ajudando a desintoxicar.

Paradoxalmente, embora seja gordura, o azeite de oliva ajuda a perder peso por conter ácidos graxos essenciais que permitem eliminar os depósitos de gordura indesejados do organismo. No entanto, deve ser usado com moderação, pois o consumo excessivo pode causar o efeito contrário. As azeitonas têm alto teor de vitamina E, um poderoso antioxidante que fortifica o sistema imunológico e mantém a saúde enquanto se perde peso, diminuindo os níveis de colesterol nocivo e a pressão sangüínea, o que reduz o risco de doenças coronárias.

SALADA GREGA

50 g de queijo feta em cubinhos
½ pepino em cubinhos
20 azeitonas pretas grandes e sem caroços picadas
2 tomates em cubos
1 pimentão verde sem sementes e em tirinhas
1 cebola em rodelas
3 colheres (sopa) de azeite de oliva
suco de 1 limão
sal e pimenta-do-reino

Coloque todos os ingredientes numa saladeira e regue com o azeite e o limão. Tempere a gosto e sirva.

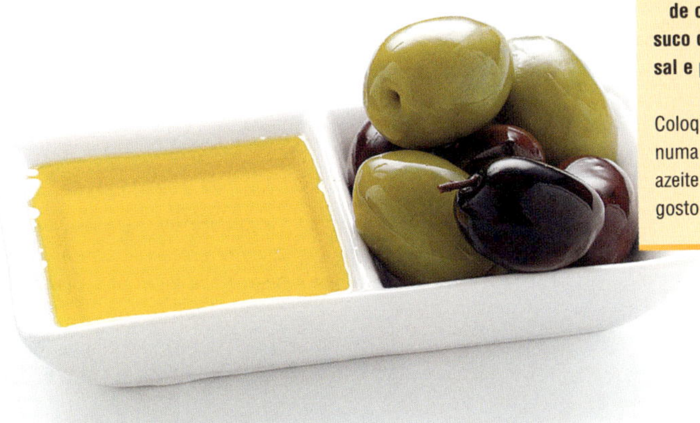

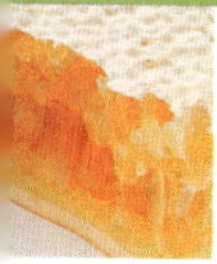

mel

NUTRIENTES
Vitamina C; cálcio, ferro; fibra

Duas vezes mais doce que o açúcar, o mel é uma boa opção para quem não consegue ficar sem doce, pois basta pouco para saciar a vontade.

A maioria das dietas evita o açúcar para prevenir o ganho de peso. Porém, pode haver mais açúcar na dieta do que se imagina, pois ele se encontra em grande parte de alimentos processados, como pão, bebidas gaseificadas, vegetais e leguminosas em latas e bebidas alcoólicas. Ao evitar os enlatados, naturalmente restringe-se a ingestão de açúcar disfarçado. Pode-se então desacostumar do açúcar com o uso moderado de mel, que é levemente laxante e bom para a digestão.

SORVETE DE MEL E GENGIBRE

um pedaço de gengibre de uns 5 cm descascado e ralado
2 colheres (sopa) de mel
500 ml de iogurte desnatado

Coloque numa panela pequena o gengibre, o mel e um pouco de água e ferva, mexendo sempre, por 10 min. Deixe esfriar. Quando estiver frio, misture o iogurte. Transfira para uma tigela e congele por 4 h; tire do freezer, misture bem e coloque de volta por mais 4 h. Sirva com frutas tropicais.

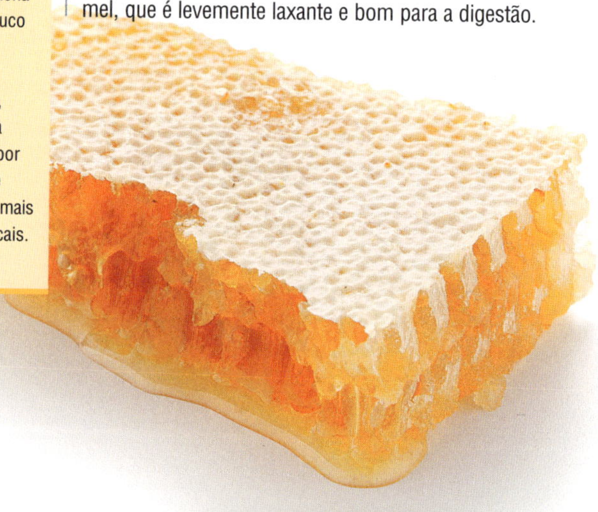

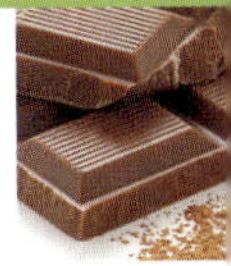

alfarroba

A alfarroba é uma alternativa ao chocolate com pouca gordura e não contém cafeína.

Rica em minerais, como o cálcio, e com um pouco de proteína, a alfarroba é benéfica para o organismo. Tem muito menos gordura do que o chocolate e é mais doce que o cacau, contendo menos calorias. Pode-se adquirá-la em pó para usar em sobremesas e bolos, mas prefira a crua à torrada. Quando substituí-la por cacau em receitas, use a metade da quantidade sugerida. Após algum tempo, reduza gradualmente a cota de doces para manter a contagem de calorias baixa.

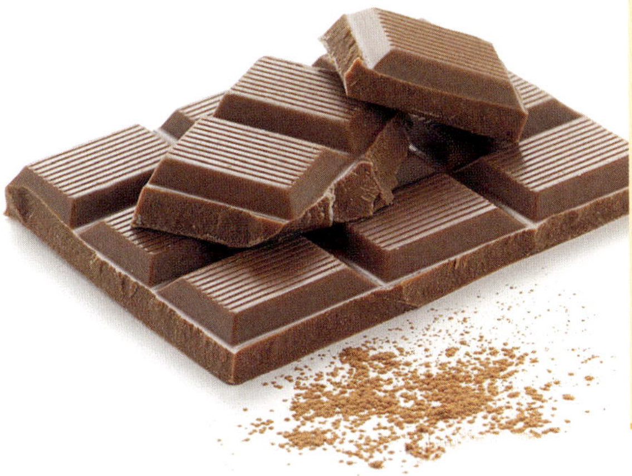

NUTRIENTES

Vitaminas A, B1, B2; cálcio, ferro, magnésio, fósforo, potássio; proteína; silício

PERAS COM ALFARROBA

mel
150 ml de suco de laranja
1 favo de baunilha
4 peras maduras doces descascadas (com cabinhos)
25 g de alfarroba em pó

Dissolva o mel no suco de laranja com um pouco de água numa panela em fogo baixo. Adicione a baunilha, coloque as peras, cubra e escalde até ficarem macias. Transfira as peras para quatro taças de vidro. Adicione aos poucos a alfarroba à mistura de mel e laranja, até adquirir consistência líquida. Derrame sobre as peras.

96

caldo de legumes

NUTRIENTES
Vitamina C, betacaroteno; cálcio, potássio

Rápido e fácil de usar, o caldo de vegetais em pó é uma alternativa para os caldos em cubos.

O caldo de vegetais em pó pode se tornar uma bebida dietética: adicione 1 colher de chá a 1 xícara de água fervente.

Encontrado na maioria dos supermercados, o caldo de vegetais em pó é mais benéfico do que o em cubos, por ser desprovido de glúten, levedura e produtos lácteos, contendo apenas uma variedade de ervas e condimentos saborosos e saudáveis. Existem versões com pouco sal e sem proteína animal, para usar em sopas, molhos e todo tipo de pratos deliciosos. Pode ser polvilhado diretamente na receita, dispensando a dissolução na água.

SOPA FRIA DE ERVILHAS

115 g de vagens picadas
115 g de ervilhas
2 colheres (sopa) de caldo de legumes em pó
6 talos de cebolinhas picadas
2 colheres (sopa) de salsinha picada
2 colheres (sopa) de hortelã picada
400 ml de iogurte desnatado

Deixe ferver a água numa panela e jogue as vagens e as ervilhas com o caldo de vegetais, deixando em fogo baixo por 4-5 min. Tire os vegetais e reserve o caldo. Numa tigela, misture os ingredientes restantes. Adicione os vegetais e, aos poucos, despeje o caldo. Deixe na geladeira por 2 h e sirva.

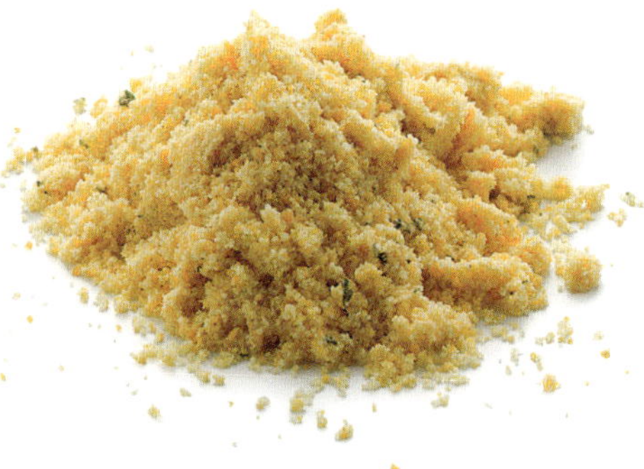

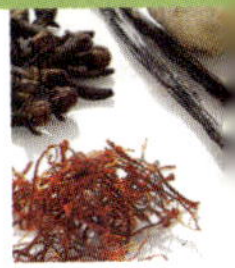

especiarias

Extremamente aromáticas e desprovidas de gordura, as especiarias são um item essencial para enriquecer qualquer prato.

Na guerra contra o sal, que contribui para a retenção de água e para o aumento da pressão, as especiarias são uma arma valiosa. Fornecem muito sabor e podem acrescentar aquele toque especial a qualquer prato, de sopas e cozidos a sobremesas, sem adicionar gordura. Tente comprar especiarias orgânicas e prefira as inteiras às em pó, principalmente no caso de noz moscada, cravo, canela, baunilha, açafrão e gengibre.

NUTRIENTES

Variam conforme a especiaria, mas incluem: vitaminas B1, B2, C; cálcio, manganês, fósforo, potássio; ácidos graxos ômega-3 e ômega-6; óleos voláteis

APERITIVO DE GENGIBRE COM LIMÃO

1 pedaço de gengibre de uns 5 cm
1 limão-siciliano

Descasque e pique o gengibre e o limão. Coloque-os numa chaleira e cubra com água fervente. Beba ao longo do dia, especialmente para desintoxicar.

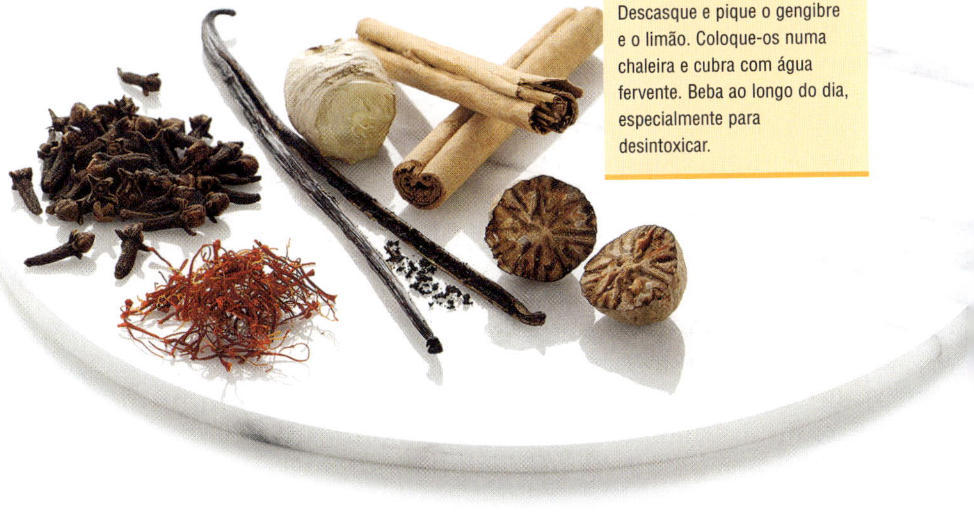

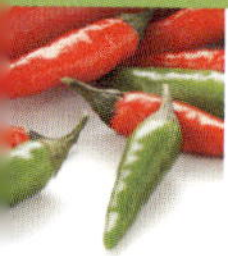

pimenta

NUTRIENTES
Vitaminas B3, B6, C, E, K, betacaroteno, ácido fólico; cálcio, cobre, iodo, magnésio, fósforo, potássio, zinco; fibra; glucosinolatos

Os maias usavam as pimentas como arma em batalhas, jogando-as no inimigo

Picante e ardida, a pimenta é uma ótima maneira de condimentar os alimentos sem adicionar muito sal ou gordura.

Pesquisas recentes demonstraram que a pimenta e os molhos apimentados como o tabasco podem aumentar a queima de calorias em até 8 por cento por 2 horas após a sua ingestão. Isso ocorre devido à capsaicina encontrada na pimenta, um supernutriente que apressa o metabolismo e ajuda a queimar energia.

Existem diversas variedades de pimenta, como a dedo-de-moça e a malagueta, as mais usadas no Brasil. A pimenta verde é uma pimenta vermelha que ainda não amadureceu. Se

CHILLI COM CARNE

200 g de feijão deixado de molho de véspera
1 cebola picada
2 dentes de alho amassados
2 colheres (chá) de pimenta vermelha em flocos
1 cenoura em cubinhos
2 colheres (chá) azeite de oliva
450 g de carne magra moída
400 g de polpa de tomate
4 colheres (chá) de caldo de vegetais em pó

Coloque o feijão numa panela com água e deixe ferver em fogo alto por 10 min. Abaixe o fogo, tampe e deixe cozinhar por mais meia hora. Doure a cebola, o alho, a pimenta e a cenoura por 5 min. Adicione os outros ingredientes e o feijão cozido. Deixe cozinhar em fogo baixo por 15 min e tempere a gosto.

não costuma usar pimenta, comece com uma dose pequena. Pique-a com cuidado e lave sempre as mãos logo depois: se um dedo que esteve em contato com a pimenta tocar o olho, o seu arrependimento será grande. Lembre que as sementes são especialmente ardidas. Pode-se também usar a pimenta vermelha em flocos – use-a com cuidado; sempre é possível adicionar um pouco mais depois.

A pimenta é indicada para combater resfriados, tosses e outras infecções respiratórias, devido à propriedade que tem de aquecer o corpo.

INFORMAÇÕES

- O consumo de pimenta libera endorfinas que melhoram o humor.
- Se comparada com o mesmo peso de frutas cítricas, a pimenta contém o dobro de vitamina C.
- A capsaicina em creme é usada para diminuir a dor da artrite e de outras doenças crônicas.

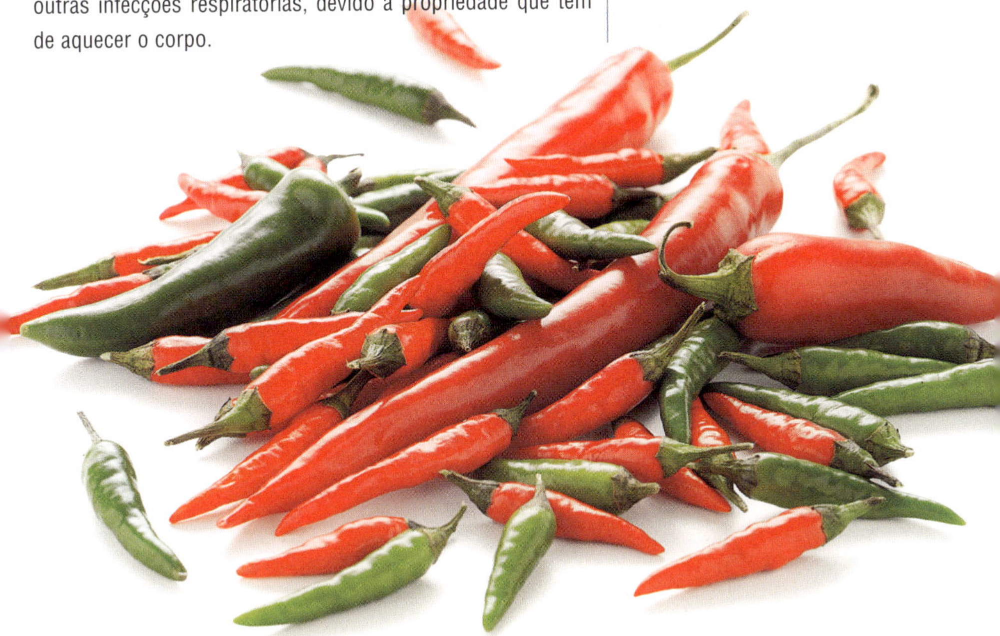

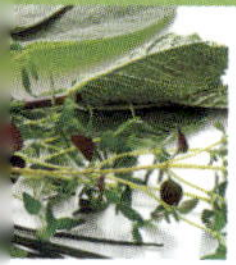

ervas

NUTRIENTES
Variam de acordo com as ervas, mas incluem: vitamina C, betacaroteno; cálcio, ferro, magnésio, sódio; óleos voláteis

SALSINHA FRITA

2 colheres (chá) de azeite
2 maços grandes de salsinha
2 colheres (sopa) de pinhões
4 colheres (sopa) de sementes mistas tostadas

Numa frigideira, aqueça o azeite e frite a salsinha e o pinhão em fogo baixo por 1-2 min. Misture com as sementes mistas e sirva com peixes.

Frescas ou secas, as ervas aromáticas podem incrementar qualquer prato e têm propriedades fantásticas para a saúde.

A salsinha é um potente purificador, principalmente do sangue e dos pulmões, e contém altos níveis de vitamina C para melhorar a imunidade. O tomilho reduz o acúmulo de gases e alivia a síndrome do intestino irritável. Contém ainda o timol, um óleo que ajuda na digestão de alimentos gordurosos. O alecrim melhora a circulação e é um tônico geral e desintoxicante, especialmente para o coração e o sistema digestório. A sálvia age na formação de gases e indigestão. A cebolinha tem efeito benéfico semelhante ao da cebola (veja p. 38), e a hortelã melhora a digestão.

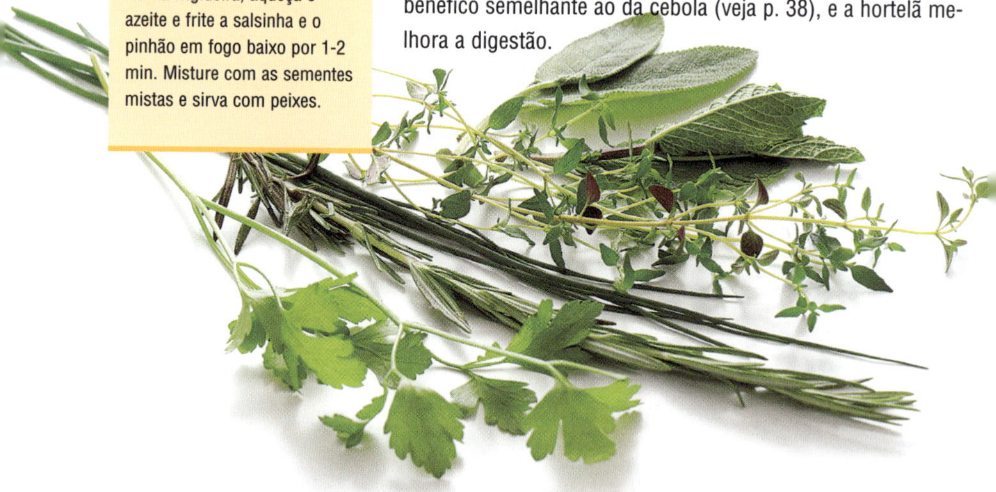

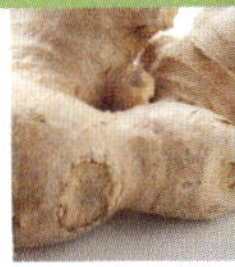

gengibre

Excelente para o sistema digestório, o gengibre aquece o corpo, aumentando a circulação e o metabolismo.

O gengibre é um ótimo condimento para sopas, cozidos e bebidas, ajudando o corpo a se livrar das toxinas. Pode-se comprar o gengibre em pó, mas é muito melhor adquirir a raiz fresca e picá-la ou ralá-la em casa. O gengibre é um anti-séptico natural, rico em manganês, que aumenta a imunidade e, principalmente, combate infecções, ajudando a manter a saúde enquanto se perde peso.

O gengibre é benéfico para enjôos, sejam os matinais ou causados pelo movimento.

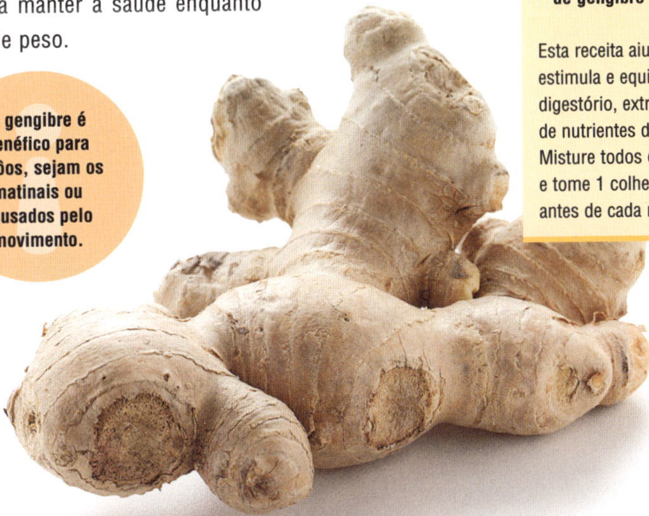

NUTRIENTES

Cálcio, magnésio, fósforo; fenóis; óleos voláteis

GENGIBRE EM CONSERVA

2 colheres (chá) de suco de limão
2 colheres (chá) de mel
uma pitada de sal
2 colheres (chá) bem cheias de gengibre ralado na hora

Esta receita aiurvédica estimula e equilibra o sistema digestório, extraindo o máximo de nutrientes dos alimentos. Misture todos os ingredientes e tome 1 colher (chá) 20 min antes de cada refeição.

índice

Este livro foi impresso em CTP, em maio de 2007, pela R.R. Donnelley Moore, sobre papel offset 120 g/m²